金匮要略

经纬

初尝经典之学 虽觉苦涩 犹食不已
而今回甘香醇 不怜两鬓清霜

编著 阎钧天

整理 药红霞

中国科学技术出版社
·北京·

图书在版编目（CIP）数据

《金匮要略》经纬 / 阎钧天编著；药红霞整理. —北京：中国科学技术出版社，2019.5

ISBN 978-7-5046-8256-7

Ⅰ.①金… Ⅱ.①阎… ②药… Ⅲ.①《金匮要略方论》—研究 Ⅳ.① R222.39

中国版本图书馆 CIP 数据核字（2019）第 054232 号

策划编辑	焦健姿　高　锋
责任编辑	焦健姿
装帧设计	华图文轩
责任校对	龚利霞
责任印制	李晓霖

出　　版	中国科学技术出版社
发　　行	中国科学技术出版社有限公司发行部
地　　址	北京市海淀区中关村南大街 16 号
邮　　编	100081
发行电话	010-62173865
传　　真	010-62179148
网　　址	http://www.cspbooks.com.cn

开　　本	710mm×1000mm　1/16
字　　数	252 千字
印　　张	17
版　　次	2019 年 5 月第 1 版
印　　次	2019 年 5 月第 1 次印刷
印　　刷	北京威远印刷有限公司
书　　号	ISBN 97807-5046-8256-7/ R・2387
定　　价	39.80 元

内容提要

　　《金匮要略》是《伤寒杂病论》的下半部分，主要以脏腑辨证之方法论述杂病之证治，然其大法仍然不离《伤寒论》之三百九十七法也。历来注释者不下数百家，各人皆得所长。余为后人之后人，余注中所述有异于前人者，非前哲不晓，亦非欲标新立异，盖乃前人所未经历者也。该书二十三、二十四、二十五三篇，历代注家多不录，亦不注，而余则认为十分重要，以其最关百姓之生死，故特录而注之。

柴 序

吾与阎钧天先生三十年前同在运城市中医院工作，往事至今仍如昨天历历在目，虽是同事，又是亦师亦友，亦兄长。最难忘而且多次和同道谈起1980年阎钧天先生而立之年，在中医经典班任教，主讲《医古文》和《伤寒论》等课时，年轻有为，精力充沛，穿着白大褂，站在讲桌的右边，从来不坐，除在黑板上板书外，几乎从不换位置讲到下课，堂堂如此，讲课医学知识之渊博，传统文化水平之高，真有穿越时空之感，空谷留声，回味无穷，真学问也。

阎先生用《内经》的五运六气学术思想来研究中医经典，形成了阎氏河东学术思想流派，将五运六气论熔铸一炉，尤其是用"六气辨证"阐释《伤寒论》辨证思想的本义，所悟的内容都言之有理，所论之方法皆真实可靠。

《伤寒论》从古至今研究和注解的医家多如牛毛，无不墨守着"六经辨证"的常规，没人敢越雷池一步，而阎钧天先生大胆地用"五运六气学说"去注解和验证《伤寒论》，倡导"六气辨证"，才能还原《伤寒论》的本来面目。

阎钧天先生年少跟师张德煜先生学医时，师令读《伤寒论》，且曰：仲景一书，所言皆阴阳六气，后人竟以六经目之，汝宜细研，以斠是非。随行医年长，乃读成无己《注解伤寒论》、柯韵伯《伤寒来苏集》、陈修园《伤寒论浅注》、张志聪《伤寒论集注》等，方知师言不谬，乃潜心研索，励志索本探源，甄谬勘误，以正后人之视听。

最后，我写了一首拙诗，题目是"竹"来赞誉阎钧天先生：

竹的性格本天真，黄土石缝都扎根。

东南西北风再劲，宁折不弯立万人。

自古文人偏爱竹，取其心虚做学问。

武圣关羽亦爱竹，风雨竹诗烁古今。

卫生部《中华名医论坛》杂志社原总编辑

著名中医药学者　柴瑞震

前　言

　　本书以明代赵开美复刻的宋林亿校定本为蓝本，为保持原书之貌，内容方面并无更动。所录原文之下，注者先述该条文之主旨，次则对原文予以解释、发挥，发挥之中多参入注者之见解。西医亦有所长，其诊断方面，凡有助于临床之识证者，间或采录之，救治急症之长于我国医学者，亦间或采录之。凡病证或方剂之下，间或附入昔贤及注者自己之临床案例，以广仲景方药之用。本书自杂疗以下三篇，即第二十三、第二十四、第二十五，来自日常生活经历，多为经验之说，兹录之，一以彰显原著全貌，二以便于临床急救应用，实为宝贵。此三篇，学者宜当细读默记，为医者当禀我国医学之初心，临诊说与百姓，以广先贤慈济之心。

　　《金匮要略》是张仲景《伤寒杂病论》的组成部分，也是中医学中的一部理论与实践相结合的典范著作，对中医临床具有重要指导作用。《伤寒杂病论》的上半部分《伤寒论》，是仲景的疾病总论，其内容"虽未能尽愈诸病，庶可以见病知源"，《金匮要略》则为论述杂病之证治，大法悉遵《伤寒论》，唯突出脏腑辨证一法，辅翼于《伤寒论》，此自则医道已无所遗。后世注释者不乏其人，各有见地，然明清而后，世殊时移，运气之化，天地之变，与昔有异，人所罹患亦大有不同，故余另行注释。余之注释，稍异于古人，然非有卓见于古人，所解乃昔贤之所未经历者也。遵孙奇、林亿之意，亦采收诸家及敝人临床案例，附于仲景原来方治之下，"以广其法"，以翼仲景之说，或于医道不无小补云。

目 录

脏腑经络先后病脉证第一

问曰：上工治未病何也？师曰：夫治未病者，见肝之病，知肝传脾，当先实脾，四季脾旺不受邪，即勿补之；中工不晓相传，见肝之病，不解实脾，惟治肝也。

夫肝之病，补用酸，助用焦苦，益用甘味之药调之。酸入肝，焦苦入心，甘入脾。脾能伤肾，肾气微弱，则水不行；水不行，则心火气盛，则伤肺；肺被伤，则金气不行；金气不行，则肝气伤，则肝自愈，此治肝补脾之要妙也，肝虚则用此法，实则不在用之。

经曰：虚虚实实，补不足，泻有余，是其义也。余脏准此。

此论《内经》"治未病"之义。

古之医者，约分三等，曰上工，曰中工，曰下工。善治未病者，是为"上工"，上工首重五运六气之学，于未病之先，教民法阴阳，和术数，调饮食，事起居，调神息，避虚邪，御贼风，与万物浮沉于生长之门，寿敝天地，而无有终时；中工亦晓运气之理，于将病之时，或已发病而病邪尚未殃及其他脏腑，即及早调理而预治之，不使受邪，或虽受邪而不致传变为患；此二者，皆医中至圣者。下工则疏忽运气，而无先见之明，不识治未病之术，惟见其病痛已生而方治之，今之为下工者众矣。夫病既已生，盘根错节，运气胜负，太过不及，治之何易？《内经》曰："夫乱已作而后治之，病已成而后药之，譬如渴而穿井，斗而铸兵，不亦晚乎！"

仲师于此举肝病为例。肝象木，王于春，性喜条达而易克伐脾土；脾象土，王于长夏，主运化而易受肝欺。肝病邪实而脾气虚者，则邪易传脾而脾亦病，《气交变大论》曰："岁木太过，风气流行，脾土受邪，民病飧泄食减，体重烦冤，肠鸣腹支满"，故见肝之病，即当实脾，以防其传。若长夏脾气盛实，则自能拒邪不受，则但治肝病即可，无须实脾。肝病如此，他脏病亦如此，大法："必先岁气，勿伐天和，无盛盛，无虚虚，而遗人夭殃，无致邪，无失正，绝人长命。"则明医之事毕矣。

【病例1】

陆某，男，酷嗜酒，易怒，性急躁，形消瘦，无他疾。壬午三之气出生，运气互资，木火相生，肝阴肝血不足，肝阳过亢，须防肺金受克。

平时饮食，注意少食焦燥辛辣，应戒酒戒烟，多食滋润多汁之物；少参与激烈运动，宜练气功或打太极；立春之后，可每月服用：

醋乌梅30克　醋柴胡10克　生地黄15克　生白芍15克　全当归10克　五味子10克　山萸肉10克　条黄芩10克　川楝子9克　生甘草9克

3～5剂。

【病例2】

李某，女，形肥盛，体重77千克，饮食颇丰，时而感觉疲乏，并无他疾。丁未终之气出生。脾土敦阜，寒湿内盛之体，肾水容易受邪。少食肥腻甘甜之物，不宜寒凉之品，多食温热之品，如生姜、肉桂、草果、砂仁等，可为饭菜之佐料，每食更不宜太丰，九成即可，应多运动。长夏季节更应注意饮食，每候可服：

云茯苓30克　苍、白术各15克　川桂枝12克　姜半夏12克　草果10克　广陈皮10克　炙甘草9克

1～2剂。

【病例3】

陈某，女，生性善妒忌，容易生气，33岁时患"乳腺增生"，予手术治疗。

丁亥初之气出生，运气同化，脾土易于受邪，2009 年因胃癌而去世。

夫人禀五常，因风气而生长，风气虽能生万物，亦能害万物，如水能浮舟，亦能覆舟。若五脏元真通畅，人即安和。客气邪风，中人多死，千般疢难，不越三条：一者经络受邪入脏腑，为内所因也；二者，四肢九窍，血脉相传，为外皮肤所中也；三者，房室、金刃、虫兽所伤。以此详之，病由都尽。

若人能养慎，不令风邪干忤经络；适中经络，未流传脏腑，即医治之。四肢才觉重滞，即导引、吐纳、针灸、膏摩，勿令九窍闭塞；更能勿犯王法、禽兽灾伤，房室勿令竭乏，服食节其冷、热、苦、酸、辛、甘，不遗形体有衰，病则无由入其腠理。腠者，三焦通会元真之处，理者，皮肤脏腑之纹理也。

此论人与气运之关系，并教人养正强身以防疾病。

人处天地间，受五运六气而生而病。五常，即木、火、土、金、水之五运，仲景举言五常，则风、火（君火、相火）湿、燥、寒之六气亦赅其中。五运者，地气也，应于人则为五脏之气；六气者，天气也，应于人则为六腑经络之气。五运六气虽有所分，然则为天地之一气耳。一气之变，动则为风，其余寒暑湿燥火中无不有风，故举风而赅之也。夫木、火、土、金、水之形，寒、暑、燥、湿、火之气，凡气之动，皆为风也，其升降出入，或寒或热，或湿，或燥，遂有天地五六之异。

《素问》论五运六气有平气，有不及，有太过。平气者，宜人宜物，康平之气；而不及、太过者，皆害物害人之病气。故运气平，则或人或物皆因其而生长，若太过或不及，则或人或物亦皆因此而灾害，犹如水能浮舟亦能覆舟也。自然不可逆，运气或可料，至数之机，把握在人。致病之由，略有三途，或经络受邪乘内虚而入脏腑者，一也；或表气不固邪伤皮肤流传血脉壅塞于四肢九窍者，二也；或起居不慎为房室、金刃、虫、兽所伤者，三也。如此三者，是为致病之三因，倘能使百姓昭著，上下和亲，取法阴阳，谨和术数，饮食有节，起居有常，不妄作劳，虚邪贼风，避之有时，房室勿令竭乏，不犯王法金刃虫兽，刻刻以葆育五脏元真为要务，则正气内存，邪不可干，病安从来？即使一旦遭邪风之袭，婴非常之疾，趁其中伤不深，及早预治，或导引，或吐纳，或针熨，亦可拒邪于廊外而不致重伤于人，此则仲景谆谆之旨也。

问曰：病人有气色见于面部，愿闻其说。师曰：鼻头色青，腹中痛，苦冷者死（一云腹中冷苦痛者死）。鼻头色微黑者，有水气；色黄者，胸上有寒；色白者，亡血也；设微赤非时者死；其目正圆者痉，不治；又色青为痛，色黑为劳，色赤为风，色黄者便难，色鲜明者有留饮。

此论《内经》五色诊之秘。

经曰："望而知之为之神"，是望诊乃为医家上乘功夫。望诊所及多矣，然要紧在面，以五脏六腑、十二经络之气，皆上注于面，尤其鼻者主脾，为面之王，是为"明堂"，故察鼻头及面部之色变，即可知病之所因及所在。欲知其变，先识其常。五脏之常色，《内经》有述，曰：心应色赤如鸡冠，又曰赤欲如白裹朱，如以缟裹朱，不欲如赭，若赤如衃血则死；肺应色白如豚膏，又曰白欲如鹅羽，如以缟裹红，不欲如盐，若白如枯骨者则死；肝应色青如翠羽，又曰如苍璧之泽，如以缟裹绀，不欲如蓝，若青如草兹者则死；脾应色黄如蟹腹，又曰黄欲如罗裹雄黄，又曰以缟裹栝蒌实，不欲如黄土，若黄如枳实者则死；肾应色黑如乌羽，又曰黑欲如重染色，如以缟裹紫，不欲如地苍，若黑如炲者则死。又当知五色宜见之部位及时令，青色宜见于左颊及正、二、三月三个月，非其位非其时则皆病，赤色宜见于额庭及四、五、六月三个月，非其位非其时则皆病；黄色宜见于鼻头及长夏，或四季之末，非其位非其时则皆病；白色宜见于右颊及七、八、九月三个月，若非其位非其时则皆病；黑色宜见于下颌及十、十一、十二月三个月，若非其位非其时则皆病。诊者必熟谙五行生、克、乘、侮，个中之秘，自可参知病之所在及其轻重良恶。仲景诊法，如青色见于鼻头，则为肝木之气克于脾土，中气失和，因而腹中痛。如鼻头冷甚，则为脾阳将绝，后天衰败，故主死。如黑色见于鼻头，为水气反侮于脾，土为水困，水气不行，故主水气病；如黄色见于鼻头，是脾土之真色外露，为脾气自绝，无以运化水湿，水湿停于胸膈为病。如白色见于鼻头，则为血虚不充，必亡血之故；如鼻头微见赤色于秋冬，则为阴虚阳亢之象，故主死，加之目睛正圆，直视不瞬，则为阴血不濡，肝木自衰，虚风内生，筋脉拘急而发痉，故亦属难治之证；大凡面部色青者是肝木内横之象，故主痛；色黑者肾气匮乏之象，故主虚劳；色赤者，火极生风，故主风；色黄者，脾虚不能为胃行其津液，故大便难；色鲜明者，水气内蓄不化，泛滥外渗于血络，主有留饮病。

师曰：病人语声寂然，喜惊呼者，骨节间病；语声喑喑然不彻者，心膈间病；语声啾啾然细而长者，头中病（一作痛）。

此论闻诊之秘。

闻而知之谓之圣。语声寂然，即静无声息，惊呼，即突然惨叫。病人安卧不动则无痛苦，故寂然无声也，若突然惨叫，则必因动其肢体而肢体疼痛难忍所致，故遇此病，乃当断病在骨节间。语声喑喑然不彻，是谓病者语声低微，言辞不清，故当断病在胸膈间。此或因痰饮，或因积食，或因瘀血等物停积胸膈之间，使胸膈间气机郁塞不通故致语声喑喑然不彻。语声啾啾然者，谓病者语声轻细不扬也。杜甫《兵车行》有"天阴雨湿声啾啾"句，即取此义；头中病，谓头痛或头晕也。凡人头中有病，或痛或晕，说话皆须轻声细语，不敢大声，以语声若大，一则气上攻冲，二则震动及头，头中之病更甚，故语声啾啾也。

师曰：息摇肩者，心中坚；息引胸中上气者，咳；息张口短气者，肺痿唾沫。

此论望、闻、问三诊合参之法。

望闻问切，虽有四诊之分，其在临床则不必按部刻板，按图索骥，明者只在一刹那，便可一览无余，此仲景示后学之法术也。

息，呼吸也，一呼一吸谓之息；摇肩，肩膀耸动抖摇也；心中坚，胸胃中鞭满也；胸中上气者，病人自觉气随呼吸而上奔也；息张口者，以口代鼻而呼吸也；肺痿，病名，乃肺叶枯萎，不司相辅、治节之职所病。摇肩，张口，唾沫，皆望而知之者；咳、短气、皆闻而知之者；胸中上气，乃问而知之者。病者呼吸困难，乃至肩膀摇动，当知胸膈中必有邪气（或痰或食或气或血）阻塞，胸中气逆上奔而肺不肃降也。若张口呼吸，且气息短少，唾涎沫者，此乃肺痿之病也。

师曰：吸而微数，其病在中焦，实也，当下之则愈。在上焦者，其吸促，在下焦者，其吸远，此皆难治。呼吸动摇振振者，不治。

此论呼吸形态之望诊法。

呼吸者，生命之依存。呼出心与肺，吸入肝与肾，人之呼吸，气机之升降出入。有此升降出入，方能调节脏腑气血之健运，促进体内清浊之交换，无此升降出入，则脏腑败，气血竭，生命已矣。故而呼之与吸，不可须臾而止。然生命之常，呼吸之态不可见，惟宜安详静默，悠长均匀，方安然无恙。

呼吸而见形见态，是病已甚。仲景于此以呼吸之形态而断病，实为经验之灼见。条文中言吸而微数，乃谓吸气微弱而急促，此为清气（氧气）吸入困难之象。此象所主病证有二：一为痰浊之邪于中焦，为实证，攻下其实即可愈；二为中焦元气衰弱，为虚证，若予补益，或能得安，若攻下之则犯虚虚之戒，必难治。其吸促者，谓吸气急促之状，吸气急促乃肺气大虚之故，肺居上焦，故主病在上焦。其吸远者，谓吸气深长之象，吸气深长乃肾中元气衰竭所致，肾居下焦，故病在下焦。呼吸动摇振振者，呼吸时身体前俯后仰、左摇右摆、肩膀上下耸缩之象，呼吸而动摇振振，是元气将绝，生命垂危，故为不治之死证。

师曰：寸口脉动者，因其旺时而动，假令肝脏色青，四时各随其色。肝色青而反色白，非其时色脉，皆当病。

此论时、色、脉，三者相应则无病，反之则必病。

寸口，即两手之寸、关、尺三部，脉动，谓五脏脉之跳动，因其旺时而动，谓五脏脉之跳动当与五季时气相应。此言时、色、脉三者，遥相呼应，是为无病之见者。《经》曰：心气通于夏，其色赤，脉应中矩。矩，方象，夏脉洪大，兼滑数，如矩之象，可正平之，故夏时色应赤，脉应如中矩。肺气通于秋，其色白，脉应中衡。衡，星衡，秋脉浮毛，轻涩而散，如秤权之象，高下必平，故秋时色应白，脉应如中衡。肾气通于冬，其色黑，脉应中权。权即秤锤，冬脉如石，兼沉而滑，如秤锤下沉之象，不远于衡，故冬时色应黑，脉应如中权。肝气通于春，其色苍，脉应中规。规，谓圆象，春脉耎弱、轻虚而滑，中外皆然，故春时色应苍（青），脉应如中规。脾气通于长夏（一说四季之末），其色黄，脉应缓。缓者，不疾不徐，不沉不浮，悠悠和缓，阿阿如春风拂杨柳梢，故长夏或四季之末色应黄，脉应缓也。如此，四时各与其色、脉相应，则为无病之体，既病亦甚轻微无忧。

如春三月应于肝，其色当青而反见白色，其脉当耎弱轻虚而滑而反见涩散，是金来克木，肝为金害；夏三月应于心，其色当赤而反见黑，其脉当洪大滑数而反见沉滑，是水来克火，心为水害；长夏应于脾，其色当黄而反见青，其脉当缓而反见弦，是木来克土，脾为木害；秋三月应于肺，其色当白而反见赤，其脉当浮涩而反见洪大滑数，是火来克金，肺为火害；冬三月应于肾，其色当黑而反见黄，其脉当沉细而滑而反见缓，是土来克水，肾为土害。凡此皆非其时色脉，故皆当病也。

问曰：有未至而至，有至而不至，有至而太过，何谓也？师曰：冬至之后，甲子夜半少阳起，少阳之时，阳始生，天得温和。以未得甲子，天因温和，此为未至而至也；以得甲子，而天未温和，为至而不至也；以得甲子，而天大寒不解，此为至而不去也；以得甲子，而天温热如盛夏五六月时，此为至而太过也。

此论天地运气之平气、太过与不及也。

《素问·六微旨大论》曰："其有至而至，有至而不至，有至而太过，何也？岐伯曰：至而至者和，至而不至，来气不及也；未至而至，来气有余也。帝曰：至而不至，未至而至如何？岐伯曰：应则顺，否则逆，逆则生变，变则病。"

《素问·六节脏象论》又曰："未至而至，此为太过，至而不至，此为不及……所谓求其至者，气至之时也谨候其时，气可与期，失时反候，五治不分，邪僻内生，工不能禁也。"

至者，到也，谓时与气之相会。时至气至，和平之应；若时至而气不至，或时未至而气先至，或时虽至而气至过甚，当去不去，此皆有过失和之象。

仲景言甲子夜半少阳起，乃陈一年中天地阴阳之序也。甲子夜半，一年之始，阳气初生，阴气渐退，初之气，起于立春前十五日，气候当转温和。余二、三、四、五、终气，热、暑、湿、燥、寒，相互接替，而各分治六十日零八十七刻半，则一年四季风调雨顺，人亦康健无恙。若先甲子而天已温和，或甲子已过而天仍不温和，或甲子已过而天仍大寒不去，或虽得甲子而天气酷热如盛夏，此皆非时异常之气，谓之邪气，中人则病。

师曰：病人脉浮者在前，其病在表；浮者在后，其病在里，腰痛背强不能行，必短气而急也。

此论浮脉及其所见部位不同以断病之法。

浮，浮脉也。脉气之来，轻虚似毛，如水上浮木，医者指腹轻触寸口皮肤即得者是。浮脉有常脉有病脉，浮而短涩见于秋令则为常脉，若非秋令而见，或外感，或内伤，则为病脉。前，指寸部；后，指尺部；皆指诊脉之部位。寸部主病在上在表，尺部则主病在下在里，部位不同则主病各异。

同一脉象，以所见之部位不同而主病不同。如浮见于寸部者，则主病在上在表，如浮见于尺部者，则主病在下在里。又浮脉虽主表，但也主里，何以辨之？盖在有力无力耳。时珍曰"浮而有力多风热，无力而浮是血虚"，尺主腰肾命门，尺中浮而无力，乃肾精亏损，或命门火衰，腰腑精气不足，丹田不能纳气，故多为腰背强直疼痛，短气，呼吸急促之证。

问曰：经云："厥阳独行"，何谓也？师曰：此为有阳无阴，故称厥阳。

此论"厥阳"之义。

厥阳，古之病名。厥阳之为病，缘于人体阴气消亡，阳气独盛。其证应为发热，口干口渴，肌肤消瘦，以及肾阴虚竭而肝阳上亢之面赤眩晕，振摇跌仆，卒然昏厥诸证。

问曰：寸脉沉大而滑，沉则为实，滑则为气，实气相搏，血气入脏即死，入腑即愈，此为卒厥，何谓也？师曰：唇口青，身冷，为入脏即死，如身和，汗自出，为入腑即愈。

此继厥阳证而论卒厥之吉凶。

览条文"血气入脏即死，入腑即愈"句，可知"沉则为实"之实，乃为血字之误。

《内经》论诊脉，有三部九候之说，扁鹊发明之，以两手之寸、关、尺，各为三部，每部再分浮取、中取、沉取，乃为九候。寸脉者，两手寸部之脉也。寸主上焦，心、胸、头、脑、耳目之诊，皆从于寸，寸见沉大而滑，是为邪气上搏，邪气上搏，则血之与气并而上奔于头脑，乃为卒厥。卒厥者，卒然昏倒，不省人事也。卒厥之病，有实有虚。实为脏气不虚，足以拒邪于外，唯其腑气受伤，故病轻浅，卒厥之后，若能身和汗自出，是气血流通之兆，故可转愈；卒厥之虚者，为脏气内虚，不能拒邪，邪气乃可长驱直入而直达于脏，故病危重，卒厥若见唇青舌冷者，是气血凝滞，循环障碍，生机泯灭之兆，则恐多死矣。

问曰：脉脱入脏即死，入腑即愈，何谓也？师曰：非为一病，百病皆然。譬如浸淫疮，从口起流向四肢者可治，从四肢流来入口者不可治；病在外者可治，入里者即死。

此承上文，举脉以论生死吉凶。

脉脱，谓脉乍隐不见。凡病，脉乍隐伏不见者，亦如卒厥之病，在脏者病重或死，而在腑者则病轻可愈，不独卒厥，凡病皆然。仲师复举浸淫疮之向心性发展及远心性发展为例，凡病由表入里，由浅及深，皆属危象，而凡由里出表，由深出浅者，皆属吉象。

问曰：阳病十八，何谓也？师曰：头痛，项、腰、脊、臂、脚掣痛。阴病十八何谓也？师曰：咳、上气、喘、哕、噎、肠鸣、胀满、心痛、拘急。五脏病各有十八，合为九十病，人又有六微，微有十八病，合为一百八病，五劳、七伤、六极，妇人三十六病，不在其中。

清邪居上，浊邪居下，大邪中表，小邪中里，馨饪之邪从口入者，宿食也。五邪中人，各有法度，风中于前，寒中于暮，湿伤于下，雾伤于上，风令脉浮，寒令脉急，雾伤皮腠，湿流关节，食伤脾胃，极寒伤经，极热伤络。

此论汉代以前之疾病谱。

病在表分者谓之阳病，病在体内气血者谓之阴病。阳病十八者，合三阳而言，头痛、项、腰、脊、臂、脚掣痛六者各见于三阳，则为十八病；阴病十八者，合合气血而言，咳、上气、喘、哕、噎、肠鸣、胀满、心痛、拘急九者各见于气分血分，则为十八病；五脏发病各有阴阳之分，每脏十八病，五脏则为九十病；六微者六腑也，人之生命功能重于脏而次于腑，故谓六腑为六微也，六微发病，亦分阴阳二途，每腑十八病，合则为一百单八病也。又五劳者，心劳、肝劳、脾劳、肺劳、肾劳者是也；七伤者，大饱伤脾、大怒气逆伤肝、强力举重久坐湿地伤肾、形寒饮冷伤肺、忧愁思虑伤心、风雨寒暑伤形、恐惧不节伤志者是也；六极者，筋极、骨极、血极、肉极、精极、气极者是也；妇人三十六病者，经、带、胎、产、乳等诸疾三十六种，凡此皆未计其内。

清邪者，雾露之邪，浊邪者，水湿之邪，大邪者风邪，小邪者寒邪，馨饪之邪者，饮食水谷之邪。此五邪之伤人，各从其性之相近者，风为阳邪，多于白日易伤人，寒为阴邪，多于日暮之后易伤人，湿邪重浊下沉，故易伤人下部，雾气轻扬向上，故易伤人上部。风性轻扬向上，其伤人之后脉常浮；寒性凝急，伤人之后脉常见急，急者，紧也；雾性如风，故其伤人多在皮肤；湿性如水，每易流浸入关节，而饮食者必经于脾胃，故必伤及脾胃也。

问曰：病有急当救里救表者，何谓也？师曰：病，医下之，续得下利清谷不止，身体疼痛者，急当救里，后身体疼痛，清便自调者，急当救表也。

此论表里同病之治法。

《伤寒论》91 条曰：伤寒，医下之，续得下利清谷不止，身体疼痛者，急当救里；后，身疼痛，清便自调者，急当救表。救里宜四逆汤，救表宜桂枝汤云云，是论表病误下，里气虚而表未解，表里同病之治法。此处再论者，旨在示人，凡里虚表实，表里同病之治，大法皆应先里而后表。以里虚之人，正气不支，不足以抗御外邪，外邪内陷，则里病更剧，故当先治其里而后治其表。

夫病痼疾，加以卒病，当先治其卒病，后乃治其痼疾也。

此论痼疾加卒病之治法。

痼疾，久年陈病，今之谓"慢性病"者是。卒病，新感卒患之病。当凤患痼疾之人又发新病时，其治疗大法，应先治其新发之病，新病愈后，再治痼疾。以陈年痼疾，根深蒂固，非一时可愈，而新患之病，力锐势猛，极易传变，如不急治，常易加剧痼疾故也。

师曰：五脏病各有所得者愈，五脏病各有所恶，各随其所不喜者为病。病者素不应食，而反暴思之，必发热也。

此论诸病之调治法。

所得，谓所适、所宜也，所恶，即下文之所不喜，俗谓厌恶也。举五脏病之所得、所恶为例，其他病皆然。各脏发病及各病之发，皆有其一定特性，在治疗与调养方面，都有宜与不宜，喜与不喜，恶与不恶。《脏气法时论》曰：肝主春，足厥阴少阳主治，其日甲乙，肝苦急，急食甘以缓之；心主夏，手少阴太阳主治，其日丙丁，心苦缓，急食酸以收之；脾主长夏，足太阴阳明主治，其日戊己，脾苦湿，急食苦以燥之；肺主秋，手太阴阳明主治，其日庚辛，肺苦气上逆，急食苦以泄之；肾主冬，足少阴太阳主治，其日壬癸，肾苦燥，急食辛以润之。又曰：病在肝，愈于夏，夏不愈，甚于秋，秋不死，持于冬，起于春，禁当风。肝病者，愈在丙丁，丙丁不愈，加于庚辛，庚辛不死，持于壬癸，起于甲乙。肝病者，平旦慧，下晡甚，夜半静。肝欲伞，急食辛以散之，用辛补之，酸泻之。病在心，愈于长夏，长夏不愈，甚于冬，冬不死，持于春，起于夏，禁温食热衣。心病者，愈在戊己，戊己不愈，加于壬癸，壬癸不死，持于甲乙，起于丙丁。心病者，日中慧，夜半甚，平旦静。心欲软，急食咸以软之，以咸补之，甘泻之。病在脾，愈在秋，秋不愈，甚于春，春不死，持于夏，起于长夏。禁温食饱食湿地濡衣。脾病者，愈在庚辛，庚辛不愈，加于甲乙，甲乙不死，持于丙丁，起于戊己。脾病者，日昳慧，日出甚，下晡静。脾欲缓，急食甘以缓之，用苦泻之，甘补之。病在肺，愈在冬，冬不愈，甚于夏，夏不死，持于长夏，起于秋。禁寒饮食寒衣。肺病者，愈在壬癸，壬癸不愈，加于丙丁，丙丁不死，持于戊己，起于庚辛。肺病者，下晡慧，日中甚，夜半静。肺欲收，急食酸以收之，用酸补之，辛泻之。病在肾，愈在春，春不愈，甚于长夏，长夏不死，持于秋，起于冬，禁犯焠矣热食温炙衣。肾病者，愈在甲乙，甲乙不愈，甚于戊己，戊己不死，持于庚辛，起于壬癸。肾病者，夜半慧，四季甚，下晡静。身欲坚，急食苦以坚之，用苦补之，咸泻之。

诸病调治，皆当如经所言。其有素不嗜食，而反突然思食其物，食后发热者，恐邪气为所食之物助长而然。

夫诸病在脏，欲攻之，当随其所得而攻之，如渴者，与猪苓汤，余皆仿此。

此从上文之义，再论治病之法。

攻者，治也，调理之意，非攻下、攻伐之攻。凡医者治病，当从其所得而施方遣药，所得者，病机之所属也，审证察因，求其病机所属而治之。如渴之一证，或热盛伤津而渴，或水蓄不化而渴者，治以五苓散；或痰饮内停而渴者，治以苓桂术甘汤；或阴虚水蓄而渴者，治以猪苓汤。

痉湿暍病脉证治第二

太阳病，发热，无汗，反恶寒者，名曰刚痉。

此以下七条，皆论痉病脉证。

太阳病者，寒水之病。痉，筋脉拘急不舒，甚或手足抽挛，角弓反张，口噤不开，是太阳寒水殃及厥阴风木之病变，不可不知。痉病有外感内伤之不同，外感者，因于风、寒、湿、燥，痹涩筋脉；内伤者则因于热盛伤津或津血亏竭，筋脉失于濡润，虚风内生而致。

太阳病之痉，属外感之痉，其证发热，无汗，反恶寒，乃外感风寒，痹闭肌肉，营卫不行，筋脉失柔而痉，以其无汗表闭，名为刚痉。

太阳病，发热，汗出，而不恶寒，名曰柔痉。

太阳病而发热，汗出，不恶寒，属风寒外感，营卫不和，寒水之气受困，筋脉失柔之痉，以其表虚汗出，则名为柔痉。

夫风病，下之则痉，复发汗，必拘急。

此论风病之不可滥用攻下与发汗。

风性善行而数变，风性属阳，最易耗津燥物，若风病而滥用攻下，必再度伤津液，岂不致筋燥失濡，拘急痉挛而为痉？故风病不可轻施攻下。

疮家，虽身疼痛，不可发汗，汗出则痉。

此论疮家发汗伤津则痉。

疮家，久患疮疡之人。久患疮疡，脓血淋漓，津液已属不足，筋脉失于濡养，若再施发汗，重竭津液，则亦必筋脉拘急而发痉。

病者身热足寒，颈项强急，恶寒，时头热，面赤，目赤，独头动摇，卒口噤，背反张者，痉病也。若发其汗者，寒湿相得，其表益虚，即恶寒甚。发其汗已，其脉如蛇。

此论痉病之临床见证。

身发热恶寒，外感之证也；足部寒凉，头部时时发热，邪气阻滞，经脉不通而致上热下寒，阴阳失和；独头摇动，面目红赤，卒然口噤不开，颈项强直拘急，甚至角弓反张，上热郁甚而化风也，尽属痉病之所见。

若发起汗以下文字，与上文不属，存疑不注。

暴腹胀大者，为欲解。脉如故，反伏弦者痉。

此论痉病之预后。

脉证合参，以料痉病愈、剧之趋向，痉而见腹部突然鼓起，是痉病欲解之征象，以痉病本来背反张，腹后瘪，今腹既胀大，则背必不反矣。若脉如故，即痉之紧弦脉，甚或沉伏而弦，则知痉仍难解。

夫痉脉，按之紧如弦，直上下行。

此论痉病之主脉。

痉之为病，肌肉筋脉，僵直抽挛，故其脉紧如弦，紧脉如绳左右弹，弦脉端直似丝弦，皆风之象。直上下行者，自寸及尺，皆紧如弦也，此乃痉病之本脉也。

痉病有灸疮，难治。

此论痉病有灸疮之预后。

灸疮，因灸灼之创伤。患痉病而见有灸灼之疮者，津血枯燥必甚，因而难治。

太阳病，其证备，身体强，几然，脉反沉迟，此为痉，栝蒌桂枝汤主之。

栝蒌桂枝汤

栝蒌根二两　桂枝（去皮）三两　芍药三两　甘草（炙）二两　生姜（切）三两　大枣（擘）十二枚

上六味，以水九升，煮取三升，分温三服，微取汗。汗不出，食顷啜热粥发之。

此论柔痉之治法。

太阳病，谓此痉病由邪侵太阳之分而致，其证备，谓太阳外感之证，如发热恶寒，头项强痛诸证俱见也。身体强，几然，脉反沉迟，此乃辨痉病与太阳外感之相别处，即身体板强拘急，脉不浮而沉迟，乃为痉病之主证主脉。

栝蒌桂枝汤，即桂枝汤中加栝蒌。桂枝汤本治太阳中风自汗之表虚证，可知此痉乃柔痉也。取桂枝汤调和荣卫，祛风解肌以除太阳之表邪；加栝蒌，起阴气于地下，滋养津血以柔筋脉，缓肝之急。本方首在解除太阳表邪，故须絷絷微似汗出，若不汗出，则表邪不去，食顷，更啜热稀粥以发之。发之者，益胃气，养津血，资汗原而去表邪，邪去而正不伤，筋柔而痉即解，此与桂枝汤服法同，乃仲景不传之秘，学者其当深思。

【病例4】

刘某，素日咽干口渴喜饮。1978年春外感，发热恶寒，头痛项强，背部僵硬而痛，脉浮大，舌淡红，苔薄白而干。

栝楼根100克　桂枝20克　生白芍20克　生姜5片　大枣30枚　葛根30克　炙甘草15克

三剂而愈。

太阳病，无汗而小便反少，气上冲胸，口噤不得语，欲作刚痉，葛根汤主之。

葛根汤

葛根四两　麻黄（去节）三两　桂枝（去皮）二两　芍药二两　甘草（炙）二两　生姜（切）三两　大枣（擘）十二枚

上七味，㕮咀，以水一斗，先煮麻黄、葛根，减二升，去沫，内诸药，煮取三升，去滓，温服一升，覆取微似汗，不须啜粥，余如桂枝汤法将息及禁忌。

此论刚痉之治法。

太阳病，无汗而小便反少，明示此为太阳表实而津液已匮；气上冲胸，口噤不得语，乃津血枯燥，风气内逆，痉病将发之兆，故治以葛根汤。

葛根汤乃桂枝汤加麻黄、葛根。太阳之气为外感邪气所壅塞，故加麻黄以开腠理启表闭，然此人津血早已亏虚不足，不能濡润筋脉，故更加葛根为君，起阴气，滋津液以柔筋脉。服法亦以桂枝汤法取微汗，不可大汗如水流漓。

【病例5】摘自《庄云庐医案》。

素体强壮多痰，己巳年二月二十二日，晨起感冒，即头痛发热，头痛如劈不能俛，角弓反张，两脚痉挛，苔白滑，脉弦迟，瞳神驰纵，颈项强直，确系风邪夹湿，侵犯项背督脉经道，亟以葛根汤先解其项背之邪。

葛根四钱　麻黄三钱　桂枝二钱　白芍二钱　生姜三钱　大枣六枚　炙甘草二钱

服葛根汤后，周身得汗，头痛减轻，项强瘥，拟下方以减背部压力，采大承气汤。

枳实三钱　炙厚朴三钱　大黄三钱　玄明粉三钱

服后，得下三次，足挛得展，背痉亦松。

痉为病，（一本痉字上有刚字）胸满口噤，卧不着席，脚挛急，必龂齿，可与大承气汤。

大承气汤

大黄（酒洗）四两　厚朴（炙，去皮）半斤　枳实（炙）五枚　芒硝三合

上四味，以水一斗，先煮二物，取五升，去滓，内大黄，煮取二升，去滓，内芒硝，更上微火一二沸，分温再服，得下止服。

此论实热内盛痉病之治法。

实热内盛，一则煎灼津液，二则热极引动肝风，津伤风起，筋脉拘急挛抽，痉病乃作。邪盛气壅则胸满，风热内煽则口噤、啮齿，津血枯燥，筋脉挛抽则卧不着席，脚挛急。故必以大承气汤，釜底抽薪，泻热存阴，痉方得解。

今凡颈部不适，或强直而转动不能自如，或疼痛而不能自如活动，不思于刚痉、柔痉中求之，而皆谓之颈椎病，惟于颈椎局部是求，不知颈椎之属于筋骨而源于肝肾，亦不知颈椎病源于津血流通不畅，津血匮竭不足，筋脉骨节失于津血濡养，乃当今医者之大惑，医者惑而复惑病者，病者项颈或痛或强，或难于转动顾盼俯仰，逢医不言病在何处，如何痛苦不适，而人云亦云，谓有颈椎病求治于医，实医者之罪不可赦也！

太阳病，关节疼痛而烦，脉沉细（一作缓）者，此名湿痹（《玉函》云中湿）。湿痹之候，小便不利，大便反快，但当利其小便。

此以下十一条，皆论风湿痹痛之证治。

太阳病，谓太阳之气受邪而病也，太阳即病则必发热恶寒，头痛身痛，若关节疼痛烦剧甚者，则非仅受风寒而病，此乃风寒湿痹阻筋骨关节，经络中气血阻隔，其脉不浮紧、浮缓，而必沉细，此湿邪内阻，气化不行，故致小便不利，湿气秽乱中焦，脾不制水，故大便反快，此亦湿痹之候。湿痹治法，当去其湿，而去湿之法，利小便则其一也，如五苓散重用白术，

或加麻黄、苍术可也。

湿家之为病，一身尽痛（一云疼烦），发热，身色如熏黄也。

此湿痹郁而化热，湿热为患之证型。

湿家，谓久患湿痹之人。一身尽痛，为周身骨节、肌肉无处不痛，乃谓湿家病状之甚如此。以湿邪久郁不去，则必化热骨，故而发热，湿热郁蒸，则身色如熏黄也。治之者，化湿中必参以清热，麻黄加术汤更加黄柏、龙胆草之类。

【病例6】

向治一王姓女子，生于己丑五月，所禀湿土之气与生俱来，故自幼即腿脚不利，十六岁全身肢节疼痛难以行走，结婚生子以后，即一身尽痛，卧床不起，时而发热，时而怕冷，面色身肤皆黄如疸。1973年有一善治"黄疸型肝炎"医者，其女家闻之，即请与医，服药、搐鼻以退黄，黄未退而身痛益剧，昼夜呼号不已，因延余诊。其妇身形臃肿，面及全身皮肤皆黄如烟熏，周身疼痛不可转侧，脉沉紧弦细，舌胖嫩，苔白腻，苔中间微黄，此《金匮》湿家身黄也，疏方：

炙麻黄四钱　川桂枝四钱　光杏仁三钱　炒苍术五钱　酒川芎三钱川黄檗三钱　炒薏仁一两　茵陈蒿一两　炙甘草三钱　生姜三片引

水煎服，三剂而黄退，身痛锐减，可以翻身，再五剂，痛更减，可以下地操劳家务。

湿家，其人但头汗出，背强，欲得被覆向火，若下之早则哕，或胸满，小便不利，舌上如胎者，以丹田有热，胸上有寒，渴欲得饮而不能饮，则口燥烦也。

此湿痹误下之变证。

久患湿痹，多从热化，湿热郁蒸，邪气上腾，故头汗出，湿热郁滞，太阳经络郁滞不畅，故背强，卫阳之气不得敷布温煦，故欲得被覆向火。

此皆湿郁化热所为，当治以分利湿热，如麻黄加术汤合五苓散之类，并非可攻之证。若误用攻下，则损伤脾胃。脾胃者，气机升降之枢纽，脾气不升，胃气不降，湿浊不化故哕逆、胸满，气机乱而气化不行则小便不利，湿热浊气郁蒸，故舌上如胎，口燥而烦，虽渴欲饮而不能饮。

凡湿家之病，治从太阴，参以祛风除湿，通经活络，多可取效。

湿家下之，额上汗出，微喘，小便利（一云不利）者，死；若下利不止者，亦死。

此论湿家误下后之死证。

湿家，久患湿病之人，治当化湿、祛湿、利湿，不可攻下，若误用攻下，则湿邪未去而正气反伤。此举下后额上汗出者，是下后虚阳上越，津随气泄之象，微喘是元气上脱之象，小便利或大便下利不止，是阴液下竭之象，阴阳离绝如此，故主死。

风湿相搏，一身尽痛，法当汗出而解，值天阴雨不止，医云此可发汗，汗之病不愈者，何也？盖发其汗，汗大出者，但风气去，湿气在，是故不愈也。若治风湿者，发其汗，但微微似欲出汗，风湿俱去也。

此论湿病发汗法之技巧。

风湿相搏于身，腠理为之闭塞，经络为之不通，气血为之凝滞，故尔一身尽痛。一身尽痛即为风湿所为，治法当以发汗而祛其风湿之邪。然发风湿之汗，一须注意时间选择，应于天朗气清时日，借天地阳气之助以发散之，不可在阴雨时日，否则人身湿邪凭借天时而缠绵不去，则病难愈；二须注意汗法之峻缓微甚，以风性轻扬，迅忽易散，而湿性黏滞，缠绵难解，故发其汗者，方须偶剂，药当缓和，微发其汗，则风湿俱去，若方奇药猛，大汗峻汗，则风独去而湿仍留。此湿病汗法之当审慎者。

湿家病身痛发热，面黄而喘，头痛鼻塞而烦，其脉大，自能饮食，腹中和无病，病在头中寒湿，故鼻塞，内药鼻中则愈。

此论治湿之一法也。

湿邪害人，所伤之处不一，此例湿家，身痛、发热、面黄而喘，头痛、鼻塞而烦者，乃湿邪所犯在上焦头部，中下二焦无病，故自能饮食，腹中安和。邪既在上，自当治其上，方法为内药鼻中，以鼻为肺之窍，肺为相傅之官，主皮毛、行腠理，通调水道，下输膀胱，故药内鼻中，经肺敷布，湿邪即解。

鼻中所内何药？仲景于此只言法耳。术者当凭辨证，或瓜蒂散，或辛夷散，相因而施可也。

湿家身烦痛，可与麻黄加术汤发其汗为宜，慎不可以火攻之。

麻黄加术汤

麻黄（去节）三两　桂枝（去皮）二两　甘草（炙）一两　杏仁（去皮尖）七十个　白术四两

上五味，以水九升，先煮麻黄，减二升，去上沫，内诸药，煮取二升半，去滓，温服八合，覆取微似汗。

此论治湿之二法也。

湿家之治，若邪在肌表腠理者，当用汗法以发汗祛湿，慎不可用熨、烫、灸、灼等火疗法攻之，方宜麻黄加术汤。麻黄汤辛温走散，所以开腠理，行肌表，加白术者，所以培土胜湿也。服后注意温覆取微汗，则湿随汗去，肌理宣通，气血和畅，烦痛自愈。

【病例7】摘自《经方实验录》。

陈左，发热恶寒，一身尽烦痛，尺浮紧者，此为风湿，麻黄加术汤主之。

生麻黄三钱　川桂枝二钱　光杏仁二钱　生白术三钱　炙甘草一钱

服前汤诸恙均瘥，惟日晡尚剧，当小其制。

生麻黄一钱　杏仁泥二钱　生薏仁二钱　炙甘草二钱

病者一身尽痛，发热，日晡所剧者，名风湿。此病伤于汗出当风，或久伤取冷所致也，可与麻黄杏仁薏苡甘草汤。

麻黄杏仁薏苡甘草汤

麻黄（去节，汤泡）半两　甘草（炙）一两　薏苡仁半两　杏仁（去皮尖，炒）十个

上剉麻豆大，每服四钱匕，水盏半，煮八分，去滓，温服。有微汗，避风。

此论治湿之三法也。

湿家病一身尽痛，是湿在太阳，至日晡时分加剧，则湿邪已波及阳明之分也。起病之因，或因多汗腠疏，二阳俱虚，风邪挟湿，搏于太阳、阳明；或久伤取冷，湿着脾胃，久郁化热，治法宜麻黄杏仁薏苡甘草汤。

麻黄、杏仁，宣发肌腠以祛表湿；薏苡仁甘淡，阳明胃药，益胃培土，淡渗利湿；炙甘草甘温，和中健脾，行十二经；四味相伍，温服取微汗，共奏发散肌表，益胃健脾，祛湿通痹之功。

《全生指迷方》：风湿日晡发热者，薏苡汤主之。（即此方）

风湿，脉浮身重，汗出恶风者，防己黄芪汤主之。

防己黄芪汤

防己一两　甘草（炒）半两　白术七钱半　黄芪（去芦）一两一分

上剉麻豆大，每抄五钱匕，生姜四片，大枣一枚，水盏半，煎八分，去滓，温服，良久再服。喘者加麻黄半两，胃中不和者加芍药三分，气上冲者加桂枝三分，下有陈寒者加细辛三分。服后当如虫行皮中，从腰下如冰，后坐被上，又以一被绕腰以下，温令微汗，差。

此论治湿病之四法也。

湿病之用麻黄加术、麻杏薏甘者，是表实无汗之治法，此亦风湿而脉浮身重，然汗出恶风者，是湿邪外感而表虚不固也，故治以防己黄芪汤。

防己《本经》性平，《别录》性温，太阳膀胱经药，而行走十二经络，善通腠理，利九窍，祛风湿，利水气；白术健脾益气，培土祛湿，黄芪温分肉，实腠理，益气固表，甘草调和诸药。喘者加麻黄以宣肺平喘，胃不和者加芍药以柔肝和胃，气上冲者加桂枝以降逆下气，下焦有陈寒者加细辛以破散陈寒，服后如虫行皮中，乃阳气行，风湿去之兆。

【病例8】摘自《续名医类案·周慎斋》。

产妇，遍身疼痛，投以风药治之，遂致卧床不起，手足渐细，此产后气血虚，而风药愈损气血故也。治宜大补气血为主，而兼利湿，用参芪各半，防己五分煎服，愈。

伤寒八九日，风湿相搏，身体疼烦，不能自转侧，不呕不渴，脉浮虚而涩者，桂枝附子汤主之；若大便坚，小便自利者，去桂加白术汤主之。

桂枝附子汤

桂枝（去皮）四两　生姜（切）三两　附子（炮去皮，破八片）三枚甘草（炙）二两　大枣（擘）十二枚

上五味，以水六升，煮取二升，去滓，分温三服。

白术附子汤

白术二两　附子（炮去皮）一枚半　甘草（炙）一两　生姜（切）一两半　大枣（擘）六枚

上五味，以水三升，煮取一升，去滓，分温三服。一服觉身痹，半日许再服，三服都尽，其人如冒状，勿怪，即是术附并走皮中，逐水气，未得除故耳。

此论治湿病之五法也。

风湿之邪搏于太阳，太阳气机痞塞，经输不通，气血涩滞，故身体痛烦，不能自转侧。痛烦，因疼痛难耐而烦之意；不能自转侧，身体呆重，活动

牵强之谓；此皆湿邪偏盛之所致。风之与湿，皆在太阳，与少阳阳明无涉，故不呕亦不渴；太阳之气为湿所伤，故脉浮虚而涩。风湿感于太阳，虽未及少阳阳明，但已涉及脾土，以风起则土散，湿盛则土溃也，故身痛重之外，尚当有大便溏薄，小便不利之证。治之之法，当一以解太阳表分之邪，一以振复阳气祛湿止痛，方用桂枝附子汤。桂枝附子汤，为桂枝汤去芍药加附子。去芍药者，以芍药酸寒收敛，碍于祛湿，故去之，加附子者，以附子辛甘大热，既可蒸化湿邪，又能温阳止痛，故重剂加用，方药化裁如此，意在和调荣卫，祛风散寒，解太阳之表；振复元阳蒸化湿邪，温经止痛。

服桂枝附子汤后，大便已坚，小便自利，是脾气渐复，湿已减而病转轻，可用原方减轻剂量，并加白术继以健脾化湿。

【病例9】摘自《全国名医医案类编：曾月根》。

张某，年32岁，伤寒转痹，贵胄之子，素因多湿，偶感风寒，发热恶寒，一身手足尽痛，不能自转侧，脉浮大而紧。风为阳邪，故脉浮大主病进，寒主紧凝，脉证合参，风寒湿三气合而成痹，桂枝附子汤主之。桂枝辛热散寒，草枣奠安中土，生姜利诸气，宣通十二络，使风寒湿着于肌表而作痛者，一并清廓矣。

桂枝四钱　附子钱半　甘草二钱　大枣六枚　生姜三钱

一日二服，三日举动如常，继服平调之剂痊愈。

廉按：伤寒变痹，必挟风湿，长沙伤寒论曰：伤寒八九日，风湿相搏，身体疼烦，不能自转侧，不呕不渴，脉浮虚而涩者，桂枝附子汤主之，今有斯证，则用斯药，确得仲景之心法。

【病例10】

陈某，31岁，平素嗜酒，时值隆冬，冒寒而发病，手足关节疼痛，不能屈伸，微恶寒，足膝冰冷，脉沉细，舌白，由于血为寒凝，气为湿阻而发，用桂枝生姜以解外寒，二陈加苍术附子，以散内湿。

桂枝三钱　苍术二钱　茯苓三钱　陈皮一钱　半夏二钱　生甘草一钱
生姜二钱　炮附子二钱

连服三剂，手足微能举动，足膝温，照上方去附子，再服三剂，行动如常。

风湿相搏，骨节疼烦，掣痛不得屈伸，近之则痛剧，汗出短气，小便不利，恶风不欲去衣，或身微肿者，甘草附子汤主之。

甘草附子汤

甘草（炙）二两　白术二两　　附子（炮去皮）一枚　　桂枝（去皮）
四两

上四味，以水六升，煮取三升，去滓，温服一升，日三服。初服得微汗则解，能食。汗出复烦者，服五合。恐一升多者，服六七合为妙。

此论治湿之六法也。

风湿害人之浅者，仅及肌肉，其害人之深者，则及筋骨，及筋骨者，痛在骨节。骨节，即周身之关节，其处为气血流行之关隘，骨节疼烦，掣痛不得屈伸，近之则痛剧，极状其疼痛之甚也。风湿之侵，以阳气之虚，阳气虚，则表不固，故汗出短气，恶风不欲去衣；阳虚不司气化，水气不化，故小便不利，或身微肿。治之以甘草附子汤。

甘草、附子、桂枝，辛甘化阳，大扶阳气而化湿气，煦关节以止疼痛，甘草、白术，培土健脾以燥湿，服后得微汗而解，是气血流通风湿已去之兆。

太阳中暍，发热恶寒，身重而疼痛，其脉弦细芤迟。小便已，洒洒然毛耸，手足逆冷，小有劳，身即热，口开，前板齿燥。若发其汗，则其恶寒甚；加温针，则发热甚；数下之，则淋甚。

此论中暍脉证及治法禁忌。

中，伤也，暍，暑热之气也。太阳中暍，谓暑热伤在太阳之分。发热，恶寒。身重而疼痛，小便已，洒洒然毛耸，手足逆冷，小有劳，身即热，口开，前板齿燥，皆为暍中太阳之证。暑热之气伤于太阳表分，荣卫之气为暑热之气遏伏，不能温分肉，肥腠理，营阴阳，行气血，所以发热恶寒，身重而疼痛。小便已，洒洒然毛耸，手足逆冷者，阳气外泄之故。凡人小便后，皆有身栗毛耸之感，况暑性开泄，易伤阳气乎！小有劳，身即热，口开，前板齿燥，暑热耗伤气阴之故。脉弦细芤迟，为太阳气阴两伤之脉。

太阳中暍，气为暑耗，故不可发汗，发汗则卫阳益虚，则恶寒甚；暍本暑热毒气，故不可温针，若加温针，则发热益甚；暑热毒气，最宜耗伤阴津，阴津既伤，则尿少灼痛，暑热之时，人每如斯，故不可下，下之则津液亏竭，则淋甚。此淋，非五淋之淋，乃尿少而热灼如淋也。此治暍病之三禁，不可不知。

柯韵伯：弦细芤迟，不得连讲，言暑挟寒之脉，或弦细，或芤迟，皆是虚脉。如脉浮而紧者，名曰弦，弦而细，则为虚矣。脉弦而大则为芤，芤固而虚，芤而迟更为寒矣。

太阳中热者，暍是也。汗出恶寒，身热而渴，白虎加人参汤主之。

白虎加人参汤

知母六两　石膏（碎）一斤　甘草二两　粳米六合　人参三两
上五味，以水一斗，煮米熟汤成，去滓，温服一升，日三服。

此论治暍之大法。

太阳中热，即太阳中暍。汗出恶寒，太阳表病之证，身热而渴，中暍之证，白虎加人参汤，治疗中暍之方药。

太阳为诸阳主气，暍为暑热毒气，暍中太阳，热毒直逼阳明，故既见太阳之表，又见阳明之里，治法当以白虎汤直清暑热，复因暑性升散，耗气伤阴，故更加人参以益气生津也。

【病例11】摘自《经方实验录》。

梅奇里屠人吴某之室，病起四五日，脉大身热，大汗，不谵语，不头痛，惟口中大渴。时方初夏，日食西瓜，家人不敢以应，乃延余诊。余曰：此白虎汤证也。

生石膏一两　肥知母八钱　生甘草三钱　洋参一钱　粳米一小杯

服后，渴稍解，知药不误，明日再服原方。至第三日，仍如是，惟较初诊时略安，本拟用犀角地黄汤，以其家寒，仍以白虎汤原剂，增石膏至二两，加赤芍一两，丹皮一两，生地一两，大小蓟各五钱，并另买西瓜与食，二剂略安，五剂痊愈。

太阳中暍，身热痛重，而脉微弱，此以夏月伤冷水，水行皮中所致也，一物瓜蒂散主之。

一物瓜蒂散

瓜蒂二十个

上剉，以水一斗，煮取五合，去滓，顿服。

此论治暍之又一法。

身热，暑热伤人之证，疼重，湿伤太阳表之证，脉微弱，气阴两伤之脉，此为伤暑，即所谓中暍也。暑本兼湿，且暑月人热，喜浴冷水，腠理开疏则冷水更易入浸，冷水阻于皮中，气血凝滞不行，所以身疼且重。瓜蒂苦寒，寒胜热，苦燥湿，皆祛暑气之用，故治以一味瓜蒂散以去湿热之暑气，暑气祛则诸证已，此治病求本之法，与后世治暑迥异也。

百合狐惑阴阳毒病脉证治第三

论曰：百合病者，百脉一宗，悉致其病也。意欲食复不能食，常默默，欲卧不能卧，欲行不能行，饮食或有美时，或有不用闻食臭时，如寒无寒，如热无热，口苦，小便赤，诸药不能治，得药则剧吐利，如有神识之疾，而身形如和，其脉微数。

每溺时头痛者，六十日乃愈；若溺时头不痛，淅然者，四十日愈；若溺快然，但头眩者，二十日愈。

其证，或未病而预见，或病四五日而出，或病二十日，或一月后见者，各随证治之。

此论百合病之脉证、预后及治法。

百合病，古之病名。何谓百合病？仲景曰：百脉一宗，悉致其病也。《经》言肺朝百脉，则百合病乃肺之病，肺虽朝百脉，然为相傅之官，受君主之官心之统辖，则百合病亦关乎心也。心肺既病，即周身经脉、脏腑、阴阳、气血之生命活动，皆紊乱而发病。其证如何？曰：意欲食复不能食，即心中忽思欲食某物，及其物至，又恶而不食；常默默，谓其人神情抑郁，寡于言笑；欲行不能行，行，意即活动，谓有活动之欲望，而无活动之能力；饮食或有美时，或有不用闻食臭时，谓其胃口不开，食欲不常，同一食物，时而觉其味道甘美，时而又觉味道不好，见闻则恶；如寒无寒，如热无热，谓其身冷身热无定准，言冷时与衣被则厌恶，言热时与其凉爽则不欲；以上见证，如被神灵鬼怪唆使，全属精神恍惚，意识混乱之证，而其身形并无异常所见。其一定不变者，惟口苦，小便赤，脉象微数也。口苦，小便赤，脉象微数，皆阴虚内热之象，故百合病乃为心肺阴虚，虚热内生之疾。

阴虚内热，随证所见，予以滋阴清热而调治心肺。若误用苦、寒、咸、辛、温、燥等汗、吐、下之品，则易发生剧烈呕吐或下利，此所谓诸药不能治，得药则剧吐利也。所言溺时头痛者六十日愈，溺时头不痛淅然者四十日愈，溺时快然但头眩者二十日愈，皆为医者对病情预后揣测之辞，不可拘泥。

百合病，发汗后者，百合知母汤主之。

百合知母汤

百合（擘）七枚　知母（切）三两

上先以水洗百合，渍一宿，当白沫出，去其水，更易泉水二升，煮取一升，去滓；别以泉水二升煎知母，取一升，去滓；后合和，煎取一升五合，分温再服。

此论百合病误汗后之治法。

百合病本为阴虚内热证，不可发汗，若误用汗法，则阴益虚，热益盛，故以百合知母汤治之。

百合其形如心如肺，味甘性平，最善润肺宁心，益气调中，清热止嗽，用七枚者，象心之七窍，肺之七叶，全其所治也；知母味辛，性寒而滑，上清肺燥而去火，下润肾燥而滋阴；泉水阴凉滋润，性善下行，以之煎二药，则既可滋养心肺之阴，又能引热下行，使邪从小便而去，故凡后治百合病之药，皆宜以此水煎煮之。

百合病，下之后者，滑石代赭汤主之。

滑石代赭汤

百合（擘）七枚　滑石（碎，绵裹）三两　代赭石如弹子大（碎，绵裹）一枚

上先以水洗百合，渍一宿，当白沫出，去其水，更以泉水二升，煎取一升，

去滓；别以泉水二升煎滑石、代赭，取一升，去滓；后合和重煎，取一升五合，分温服。

此论百合病误下后之治法。

百合病虽在心肺，然诸脏腑皆已虚弱，治疗宜补不宜下，若误下之，必伤胃败脾，而增呕逆诸证，故以百合清养心肺，伍以代赭石养血气，平血热，兼以降逆和胃也。

百合病，吐之后者，用后方主之。

百合鸡子汤

百合（擘）七枚　鸡子黄一枚

上先以水洗百合，渍一宿，当白沫出，去其水，更以泉水二升，煮取一升，去滓，内鸡子黄，搅匀，煎五分，温服。

此论百合病误吐后之治法。

百合病不可汗下，亦不可吐，误用吐法，则必更伤中、上二焦，中气伤则化源亏，心肺虚而益伤，则神魄散乱，烦躁惊悸。故用百合补益脾胃心肺，伍以甘平滋润俱天地混沌元气之鸡子，镇心神，补五脏，益气养血。

百合病，不经吐、下、发汗，病形如初者，百合地黄汤主之。

百合地黄汤

百合（擘）七枚　生地黄汁一升

上以水洗百合，渍一宿，当白沫出，去其水，更以泉水二升，煎取一升，去滓，内地黄汁，煎取一升五合，分温再服。中病，勿更服。大便当如漆。

此论百合病之正治法。

百合病，未经吐、下、发汗，病形如初者，即病者精神恍惚，神情郁默，欲食不能食，欲行不能行，如寒无寒，如热无热，而口苦，小便赤，脉形细数诸证，此皆心肺俱虚，气阴两亏，治之以百合地黄汤以滋润脏腑，养阴清热。

【病例 12】摘自《张氏医通》。

内涵孟瑞士遵堂太夫人，因瑞士职任兰台，久疏定省，兼闻稍有违和，虚火不时升上，自汗不止，心神恍惚，欲食不能食，欲卧不能卧，口苦，小便难，溺则洒淅头痛，自去岁至今，历更诸医，每用一药，辄增一病，用白术则窒塞胀满，用橘皮则喘息怔忪，用远志则烦搅哄热，用木香则腹热咽干，用黄芪则迷闷不食，用枳壳则喘咳气乏，用麦冬则小便不禁，用肉桂则颅胀咳逆，用补骨脂则后重燥结，用知母则小腹枯瘪，用芩栀则脐下引急，用香薷则耳鸣目眩，时时欲人扶掖而走，用大黄则脐下筑筑，少腹愈加收引，遂致畏药如蝎。惟日用人参钱许，入粥饮和服，聊借支撑。交春，虚火倍剧，火气一升，则周身大汗，神气骎骎欲脱，惟倦极少寐，则汗不出而神思少宁，觉后少顷，火气复升，汗亦随至，较之盗汗迥殊。直至仲春中澣，邀石顽诊之，其脉微数，而左尺与左寸倍于他部，气口按之，似有似无，诊后，款述从前所患、并用药转剧之由。石顽曰：此本平时思虑伤脾，脾阴受困，而厥阴之火尽归于心，扰其百脉而致病，病名百合。此证惟仲景《金匮》言之甚详，本文原云诸药不能治，所以每服一药，辄增一病，惟百合地黄汤为其专药，奈病气、中气匮乏殆尽，复经药误而成坏病。姑先用生脉散加百合、茯神、龙齿，以安其神，稍兼萸连，以折其势，数剂稍安，即令勿药，以养胃气。但令日用鲜百合煮汤服之，交秋，天气下降，火气渐伏，可保无虑。迨后仲秋，瑞士请假归省，欣然勿药而康。后因劳心思虑，其火复有升动之意，或令服左金丸而安。嗣后，稍觉火焰，即服前丸，第苦燥之性，苦先入心，兼之辛燥入肝，久服不无反从火化之虞，平治权衡之要，可不预为顾虑乎！

百合病，一月不解，变成渴者，百合洗方主之。

百合洗方

百合

上一味一升，以水一斗，渍之一宿，以洗身，洗已，食煮饼，无以盐豉也。

此论百合病耽日已久变渴之外治与食疗法。

百合病日久不解而生渴，是肺阴已虚再虚，不能气化输布津液之故，可配合外治及食疗法。外治法，取肺合皮毛之意，百合渍水外洗，则由皮毛而及肺，润津气以生津液也；食疗则食煮饼而忌盐豉。煮饼者乃小麦面粉所为，所以清养肺胃，滋润土金故宜食之；盐豉则耗津渗液，故当忌之。

百合病，渴不差者，用栝蒌牡蛎散主之。

栝蒌牡蛎散

栝蒌根　牡蛎（熬）等分

上为细末，饮服方寸匕，日三服。

此论百合病渴甚不差之治法。

百合病口渴，外治、食疗仍不差，则为邪热缠绵，津伤较甚之故。外治、食疗，力已难及，故宜栝蒌根起阴气于坤土之中，酸以生津，甘以养胃，苦以降火，寒以清热；更以牡蛎沉潜坎中，咸以软坚散结，涩以收脱敛津，寒以清热补水，从肝肾血分以化津液，则渴或可止也。

百合病，变发热者（一作发寒热），百合滑石散主之。

百合滑石散

百合（炙）一两洗　滑石二两

上为散，饮服方寸匕，日三服，当微利，止服，热则除。

此论百合病变发热者之证治。

百合病本为百脉一宗之病，故临床所见非一，上言变渴之治，此则言变发热者之治，总是阴虚之故。阴虚则阳独治，阳张于外，故发热，以百合清养心肺而滋润阴气，加滑石，甘以益气而补脾胃，寒以清热而降心火，淡渗下行，从肺而引火导热，下出膀胱，故服后得微利而热则除也。此云微利，乃小便微利，非谓大便也。

百合病，见于阴者，以阳法救之；见于阳者，以阴法救之。见阳攻阴，复发其汗，此为逆；见阴攻阳，乃复下之，此亦为逆。

此论百合病治法大纲。

百合病，气阴两虚为本，百脉皆病为标，临床有见阳见阴之异。所谓见于阴者，谓病偏阴血之不足也，见于阳者，谓病偏阳气之虚耗也；见于阴以阳法救之，是当益其阳气，以阴生于阳，阳气足则阴自化；见于阳者以阴法救之，是当养其阴血，以阳根于阴，阴血弥则阳自升，若病在阳而攻下之，病在阴而反发汗，皆犯虚虚之祸，故皆为逆也。

狐惑之为病，状如伤寒，默默欲眠，目不得闭，卧起不安，蚀于喉为惑，蚀于阴为狐，不欲饮食，恶闻食臭，其面目乍赤、乍黑、乍白。蚀于上部则声喝（一作嗄）。甘草泻心汤主之。

甘草泻心汤

甘草（炙）四两　黄芩　人参　干姜各三两　黄连一两　大枣（擘）十二枚　半夏半升

上七味，水一斗，煮取六升，去滓再煎，温服一升，日三服。

此论狐惑病之临床表现及病变在喉的证治法。

狐惑病，以其病之变化不定、如狐之出没，惑人心目而命名。其证如伤寒，或发热恶寒，或身痛困楚，或神情郁默欲眠，而又目不得闭，或时起时卧，不能少安，或饮食不思，甚至恶闻食臭，或面色时变，或乍赤，或乍黑，或乍白。其典型见证，乃所谓蚀于喉、蚀于阴者是也。蚀于喉、则喉溃烂而声不能出；蚀于阴，则或后阴，或前阴而生溃烂，喉口二阴，此愈彼烂，此烂彼愈，交互发病，此所谓狐惑也，西医则为之曰"白塞病"。

狐惑病之成因，先贤谓为湿热所致。湿热内蕴，气血失和，营卫运行不利，故如伤寒而发热恶寒，头身痛重不舒，湿热浊气熏蒸，惑乱心神，蒙蔽清窍，故默默欲眠，目不得闭，卧起不安。盖向日所见，凡湿热郁蒸日久，必生毒虫，毒虫浸淫，乃变生诸病。故狐惑病所见之证，皆为湿热郁蒸，变生毒虫之所为。若毒虫浸蚀于上部，则口、咽为之溃烂，可治以甘草泻心汤。

斯汤重用甘草以培土建中而运化水湿，用黄芩、黄连以清泻热邪，干姜、半夏以化浊，人参、大枣以扶正，共奏清热化湿，扶正祛邪之效，湿热彻，则毒虫不生，正气振则溃疡收敛。

蚀于下部则咽干，苦参汤主之。

苦参汤

苦参一升，以水一斗，煮取七升，去滓，熏洗，日三服。

此论狐惑病蚀于下部（前阴）之治疗。

下部，统指前后二阴，而此处谓蚀于下部则咽干者，则谓前阴而言，以前阴与咽，皆肝脉之所辖也。《灵枢》谓：肝足厥阴之脉，起于足大趾外侧，沿足背及内踝前方上行，过三阴交，循小腿内侧前缘抵膝，经大腿而上环阴器入少腹，再从小腹上行，挟胃，属肝，络胆，贯膈布胸而循喉咙。故湿热虫毒若蚀于前阴，则必循经而上及咽喉，是以前阴溃烂而咽喉干燥并见也。

治法，可就病变部位所在，以苦参煎汤熏洗前阴，清热燥湿而杀虫毒。

蚀于肛者，雄黄熏之。

雄黄熏方

雄黄
上一味为末，筒瓦二枚合之，烧向肛熏之。

此论狐惑病病在后阴之治法。

湿热之邪蕴郁中焦，伤损脾胃，沿经络、循肠道而下注于后阴，则肛门溃烂，上循口舌，或见口腔溃疡，口干口渴诸证。治以雄黄向肛熏之，以杀湿热所蕴而生之虫毒也。

病者脉数，无热，微烦，默默但欲卧，汗出。初得之三、四日，目赤如鸠眼；七、八日，目四眦黑。若能食者，脓已成也，赤小豆当归散主之。

赤小豆当归散

赤小豆（浸令芽出，爆干）三升　当归

上二味，杵为散，浆水服方寸匕，日三服。

此论狐惑病溃烂化脓之治法。

狐惑病，或虫毒蚀于咽喉，或虫毒蚀于前阴，或虫毒蚀于后阴，溃烂后极易化脓，故仲师此法，乃为化脓者之所设也。

脉数，微烦，是湿热毒气郁结，欲化脓之象，此常见于初得三四日之间，以毒热熏蒸而上，故目赤如鸠眼也；无热，默默但欲卧，汗出，目四眦黑，能食，是脓已成、邪毒衰，正气来复之象，此常见于得病七八日之后。脓既成，则当清解湿热，排脓泻毒，治用赤小豆当归散。

赤小豆，甘酸咸冷，色赤入心，性沉下行，清热利湿，行水散血，消肿排脓，故以为君；当归辛温甘苦，专理血分，化瘀血，生心血，通血脉以为臣，而为散，服之则排毒消肿，散瘀排脓而生肌敛疮。

阳毒之为病，面赤斑斑如锦文，咽喉痛，唾脓血。五日可治，七日不可治，升麻鳖甲汤主之。

阴毒之为病，面目青，身痛如被杖，咽喉痛。五日可治，七日不可治，升麻鳖甲汤去雄黄、蜀椒主之。

升麻鳖甲汤

升麻二两　当归一两　蜀椒（炒去汗）一两　甘草二两　鳖甲手指大（炙）一片　雄黄（研）半两

上六味，以水四升，煮取一升，顿服之。老小再服，取汗。

上二条，论阴阳毒病之证治。

阳毒、阴毒，皆恶疫毒疠之为病。人间肆虐妄为，天地之气不正，则暴戾之气突生，其害于人也，如洪水猛兽，惨烈乖异，势不可挡。古之戾气为病，前人之述备矣，而今西医所云又有奇者，诸如"非典""禽流感""手足口病""埃博拉"等，种种不一。

阴阳二毒，实皆火热积郁不散而生之疫毒也，以其发病所见而分阴毒与阳毒。火热疫毒内炽阳明，阳明血液沸溢，故面色赤红如锦纹之斑斑。胃中疫火引燃少阳相火，狼狈为奸，沆瀣一气，焚灼炎上，腐筋烂肉，故咽喉痛，唾脓血。此为火热疫毒炽于阳明，是为阳毒；而火热毒气炽于太阴血分，血瘀不行，经脉不通，故致面目青紫，身痛如被杖，咽喉疼痛，是为阴毒。阳毒、阴毒之治法，皆宜升麻鳖甲汤者，君用升麻之甘辛微苦，径引诸药先于阳明、太阴，表散风邪，升发火郁，经言，火郁发之是也；臣以介类鳖甲之咸平潜藏，入厥阴血分，益阴除热而散郁火；辅以当归以补肝血，散瘀血，活血生肌；蜀椒助升麻以升散疫火；雄黄助正阳以杀百毒，辟鬼魅，搜肝强脾而散大风；和以国老协诸药解百毒，此药必顿服取汗，则疫火随汗而散也。

经言阴阳毒五日可治，七日不可治者，示人治此疫毒，宜早不宜迟，否则蔓延难遏，必成死候。

疟病脉证并治第四

师曰：疟脉自弦，弦数者多热，弦迟者多寒。弦小紧者下之差，弦迟者可温之，弦紧者可发汗针灸也，浮大者可吐之，弦紧者风发也，以食消息止之。

此论疟病之主脉辨脉施治法。

疟病之主脉为弦脉，弦者，如弓弦之端直绑劲，又如琴弦之绰绰，从中直过，挺然指下，为肝胆之脉，主肝胆之病，疟病者，肝胆之疾也，故为疟病之主脉。疟病其弦而数者，为病偏于热，治宜清凉之剂；疟病其脉弦而迟者，为病偏于寒，治宜温热之药；疟病其脉弦小紧者，疟病兼有积滞，当施攻下；疟病其脉弦而紧者，病偏于风，为风发，病在表，当发汗或针灸之；疟病其脉弦而浮大者，病偏于上焦，宜吐而越之。凡治疟，当伺病机之寒热虚实，调以饮食以消息之，消息者，斟酌观察之意。

病疟，以月一日发，当以十五日愈，设不差，当月尽解；如其不差，当云何？师曰：此结为癥瘕，名曰疟母，急治之，宜鳖甲煎丸。

鳖甲煎丸

鳖甲（炙）十二分　乌扇（烧）三分　黄芩三分　柴胡六分　鼠妇（熬）三分　干姜三分　大黄三分　芍药五分　桂枝三分　葶苈（熬）一分　石韦（去毛）三分　厚朴三分　牡丹皮（去心）三分　瞿麦二分　紫葳三分　半夏一分　人参一分　䗪虫（熬）五分　阿胶（炙）三分　蜂窝（炙）四分　赤硝

十二分　蜣螂（熬）六分　桃仁二分

上二十三味，为末，取煅灶下灰一斗，清酒一斛五斗，浸灰，候酒尽一半，着鳖甲于中，煮令泛烂如胶漆，搅取汁，内诸药，煎为丸，如梧子大，空心服七丸，日三服。

此论疟母之证治。

疟病之发，常先寒而后热，寒热交替。热则如火烤笼蒸，渴饮不止，寒则如雪窖冰窟，战栗斗牙，寒热之后，则头痛如破，身痛如杖。发作休止后，精疲力竭。如此或一日一发，或间日一发，或三日、五日一发。本条云以月一日发者，是疟病之发，间隔时日长达一月，乃病已轻微之象，故曰当以十五日愈，晚至月尽愈。若仍未愈，则病势虽衰，而疟邪与痰血污垢胶结成积，斯为癥瘕，所谓疟母也。治之之法，宜鳖甲煎丸。

鳖甲煎丸，重用鳖甲为君，携柴胡、黄芩，直入肝经，疏肝理气，软坚散结而益阴除热；配大黄、桃仁、䗪虫、蜣螂、鼠妇、赤硝、紫葳、牡丹皮（泻手足少阴、厥阴，血中之伏火）走血分，活血流，破积血，生新血，通经脉；半夏、葶苈、乌扇，破积下气散结，以行太阴、厥阴之积痰；厚朴、干姜，温中益气，下气消痰，除湿泻满；石韦、瞿麦，清肺金，滋化源，利水道，破血利窍；加蜂房以促结聚之溃散；更以人参、阿胶，益气养血，桂枝、芍药、调和荣卫，以奏扶正祛邪之效。

【病例13】摘自《环溪草堂医案·王旭高》。

初诊，三疟久延，营卫两伤，复因产后，下焦八脉空虚，今病将九月，而疟仍未止，腹中积块偏左，此疟留于血络，聚于肝膜，是属疟母，淹缠不止，虑成疟痨。夏至在迩，乃阴阳剥复之际，瘦人久病，最怕阴伤，趁此图维，迎机导窍，和阳以生阴，从产后立法，稍佐搜络，以杜疟邪之根。

制首乌　枸杞子　桂枝炒白芍　乌梅　地骨皮　当归　香附　青皮川芎　冬术

煎汤送服鳖甲煎丸。

再诊：疟久结癖，夏至前，投和阳生阴，通调营卫，参入搜络方法，节后三疟仍来，但热势稍减，癖块略小；然口渴心悸，营阴大亏，情怀郁勃，多致化火伤阴。木曰曲直，曲直作酸，疟来多沃酸水；盖肝木郁热，挟胃中水饮上泛使然，夫养营阴须求其润，理肝郁必用苦辛，久疟堪截，癖块宜消惟是体虚胃弱诸宜加谨为上。

党参　醋鳖甲　当归　茯神　枣仁　香附　吴茱萸　炒川连　冬术　陈皮　牡蛎　醋三棱

【病例 14】摘自《张聿青医案》。

沈左，久疟屡止屡发，刻虽止住，而食入不舒，左胁下按之板滞，胃钝少纳，脉濡苔白质腻，脾胃气弱，余邪结聚肝络，拟和中运脾疏络。

先用白开水送服鳖甲煎丸一钱五分后，继服下方：

炒于术二钱　陈皮一钱　川朴一钱　制半夏钱半　沉香曲钱半　焦查炭三钱　茯苓三钱　炒竹茹一钱。

师曰：阴气孤绝，阳气独发，则热而少气烦怨，手足热而欲呕，名曰瘅疟。若但热不寒者，邪气内藏于心，外舍分肉之间，令人消铄脱肉。

此论瘅疟之病机与证也。

瘅疟者，热疟也，其发则但发热不恶寒，少气烦怨，手足热而欲呕，久则肌肉消铄，形销骨立。瘅疟之发病，发在阳分，或发于素体阳盛阴虚之人。盖邪居阳分则从阳热化，故其但热不寒。若素体阳热内盛之人，则必然耗伤阴液，疟邪入侵，假阳之盛而愈猖其热，邪热愈盛则阴愈虚，阴愈虚则邪热愈盛，如此恶性循环乃为本病之机因所在。

阳盛则热，故但热不寒；阴消则气少，故常少气；阳热扰于内，阴液不能持，故烦怨生；四肢为诸阳之本，故手足之热必甚；热气内逆故欲呕；阴消液亏，肌骨无充故消铄脱肉。仲师虽未出治法，而治法自明。

温疟者，其脉如平，身无寒但热，骨节疼烦，时呕，白虎加桂枝汤主之。

白虎加桂枝汤

知母六两　甘草（炙）二两　石膏一斤　粳米二合　桂枝（去皮）三两

上剉，每五钱，水一盏半，煎至八分，去滓，温服，汗出愈。

此论温疟之证治。

温疟，瘅疟之轻者。其证但热不寒，骨节疼烦，时时呕，与瘅疟雷同。《脉经》《千金》载有"朝发暮解，暮发朝解"，是与瘅疟之异处。其脉则如平，如平者，似于平人之脉，而又异于平人之脉也。此疟亦必发于阳分，病机自是阳盛阴虚。故治之以白虎桂枝汤，以西方之神白虎靖清宇内之火热，加桂枝引阳分之疟邪从肌表而出也。

疟多寒者，名曰牡疟，蜀漆散主之。

蜀漆散

蜀漆（洗去腥）　云母（烧二日夜）　龙骨等分

上三味，杵为散，未发前以浆水服半钱。温疟加蜀漆半分，临发时服一钱匕。

此论牡疟之证治。

牡疟，是疟邪发于阴分，或其人素体阳虚阴盛而感受疟邪。其证，寒多热少，即恶寒时间长，或恶寒甚重，而发热时间短，或只有微微发热而已，此因阳气被疟邪所困不能外达，阴气偏盛之故也。治宜蜀漆散方。

蜀漆散之蜀漆，即常山之幼苗，常山为治疟之特效药，其幼苗则力缓而毒轻，其性上行，易致呕吐，故配以云母、龙骨之重镇潜降，共杵为散，必于疟发前之二小时服之方能奏效。

附《外台秘要》方

牡蛎汤

牡蛎汤：治牡疟。

牡蛎（熬）四两　麻黄（去节）四两　甘草二两　蜀漆三两

上四味，以水八升，先煮蜀漆、麻黄，去上沫，得六升，内诸药，煮取二升，温服一升。若吐，则勿更服。

柴胡去半夏加栝蒌汤

柴胡去半夏加栝蒌根汤：治疟病发渴者，亦治劳疟。

柴胡八两　人参　黄芩　甘草各三两　栝蒌根四两　生姜二两　大枣十二枚

上七味，以水一斗二升，煮取六升，去滓，再煎，取三升，温服一升，日二服。

柴胡桂姜汤治疟寒多微有热，或但寒不热。服一剂即效。

柴胡姜桂汤

柴胡半斤　桂枝（去皮）三两　干姜二两　栝蒌根四两　黄芩三两　牡蛎（熬）三两　甘草（炙）二两

上七味，以水一斗二升，煮取六升，去滓，再煎，取三升，温服一升，日三服。初服微烦，复服汗出即愈。

外台所附牡蛎汤、柴胡去半夏加栝蒌根汤、柴胡姜桂汤皆可治疟，然今有屠呦呦所研之"青蒿素"已救治十数万疟疾病人，效果灵验，确切可靠。

中风历节病脉证并治第五

夫风之为病，当半身不遂，或但臂不遂者，此为痹，脉微而数，中风使然。

此论中风病之脉证。

风为阳邪，其性涣散，其中于人则气涣散而无推动之力，血涣散而不能滋养筋脉，故其为病，当半身不遂，斯为风痹之甚者；若但臂不遂者，则风中轻微，所伤不甚，乃为风痹之微者。然此风非外风，乃脏腑气血虚亏内生之风，脉微而数，即血虚风生之征也。

寸口脉浮而紧，紧则为寒，浮则为虚；虚寒相搏，邪在皮肤；浮者血虚，络脉空虚；贼邪不泄，或左或右；邪气反缓，正气即急，正气引邪，㖞僻不遂。邪在于络，肌肤不仁；邪在于经，即重不胜；邪入于腑，即不识人；邪入于脏，舌即难言，口吐涎。

此从脉而论中风病机及中风临床之分型。

寸口脉浮而紧，谓两手寸口寸关尺三部脉浮而紧，紧则为寒，寒指邪而言，非寒热之寒；浮则为虚，谓浮而无力，虚，谓正气之虚也；正气虚而邪犯之，即虚寒相搏。寒虚相搏之初，病尚轻浅而在皮肤；若病邪深入，则及络脉，邪入络脉，留而不去，或留于右，或留于左，邪留之处，正气缓纵，肌肉不能自收持，未受邪之处正气引急，肌肉紧挛，于是发生口眼㖞斜，肌肤不仁。

若邪再深入，或及于经，或及于脏腑，其见证又各不同，在经者，气血运行迟滞，则身体重着；在脏腑者，神灵为邪所蔽，意识模糊，则不识人，不能语言，口流涎沫。

侯氏黑散

侯氏黑散：治大风四肢烦重，心中恶寒不足者。《外台》治疯癫。

菊花四十分　白术十分　细辛三分　茯苓三分　牡蛎三分　桔梗八分
防风十分　人参三分　矾石三分　黄芩五分　当归三分　干姜三分　芎䓖
三分　桂枝三分

上十四味，杵为散，酒服方寸匕，日一服，初服二十日，温酒调服，
禁一切鱼肉大蒜，当宜冷食，六十日止，即药积在腹中不下也。熟食即下矣，
冷食自能助药力。

上文言中风而未出治法，此录侯氏黑散方，可治大风，四肢烦重，心
中恶寒不足者，《外台》云此方可治疯癫病。古人组方用药异于今人，览
方药似非治风，而实为治风之剂也。切庵云：菊花味甘而苦，性禀平和，
备受四气，饱经风霜，而得金木之精居多，能益金水二脏，以制火而平木，
木平则风息火降而热除，此方中治风之主药也；白术苦甘而温，苦燥湿，
甘益脾，温和中，辅以人参、茯苓，以培土健脾，当归、川芎以养血，脾
健则血生，血充则木得涵，而风亦可息；干姜、细辛、桂枝，散温阳寒而
通血脉，黄芩以制姜辛之热，牡蛎软坚化痰，又能清热以补水、矾石治坚
癖痼冷，祛寒湿风痹，防风搜肝风，疏肝气，祛风胜湿泻肺火，桔梗开肺
泄热化痰，升提气血，诸药合凑其效，则大风疯癫可已。

中风之治，不外虚、实二证。虚者，或气虚，或血虚；实者，或气壅，
或血瘀。虚实二证皆可兼痰，兼风。

年届花甲之后，中风者多是虚证。以其气虚无力以运血，血虚不利流通，
至细小脉络则滞塞不通，经络、肌肉、筋骨皆失于阳气之温煦，阴血之滋养。
病起之初，先见活动无力，行动呆笨，语言不利，肢体麻木，肌肉筋骨焦
急不安，甚则或口眼歪斜，或肢体萎废不用。

花甲之内中风者多属实证，以其血气过刚也。气有余便是火，火炎则

血沸，沸则易溢；血有余便是瘀，血瘀则络塞，塞则不通。起病之初，或头目眩晕，或心悸愤怒，或招摇欲仆，或精神焦躁不安，甚则突然扑倒，不省人事，神志昏昧，肢体萎废，乃至顷刻死亡。

肥盛之人，无论虚证、实证，每多兼痰；瘦损之人，无论虚证、实证，每多兼火。风则虚实之证皆兼之，此自燃之常也。

如今之"脑梗死"者多半属中风之虚证，而"脑出血、脑溢血"者，则多半属中风之实证。

中风治疗，当分急缓，急者，可暂借西医之法，缓者当守仲景之训，补气养血，化瘀通滞，切不可孟浪施治。

余之经验，中风之因血弱不能养筋而肢体痿弱，不能任意活动者，张洁古之大秦艽汤（秦艽、石膏、甘草、川芎、当归、芍药、羌活、独活、防风、黄芩、白芷、生地黄、熟地黄、白术、茯苓、细辛）其效甚佳。凡血虚而中风者用之无不灵验。

其若气虚而中风者，王清任之补阳还五汤，重用黄芪以大补元气甚有见地，夫气行则血行，气充则血亦充，气血畅行无阻，稍予加减，则不遂可复。余之所用为：黄芪、人参、制附子、芍药、当归、桃仁、红花、杜仲、独活、桂枝、地龙、川芎、炙甘草，剂量随人而异，凡气虚之中风者皆可用之。

【病例 15】

愚于丁酉年己酉月丁丑日，夜卧不眠，反复颠倒，肢体时觉焦急，欲得震摇之方觉稍舒，如此三、四次后，始得入睡。此情连续五六夜，而白昼或动则无此不适。至庚戌月初，往浙江宁波北仑出诊，一日一夜劳累不迭，至己丑日午后，突觉口舌呆笨，语言不遂，书写有碍，点、划不能随意，但步履如常，饮食如常。庚寅返乡，途中照镜，见舌体歪向右，至晚归家，遂照方书剂量疏大秦艽汤，加人参 15 克，黄芪 60 克，黑附子 30 克。连夜煎服，翌日，又于耳尖刺血，出黑血黏腻如酱数滴，药日三服，明早视舌象，舌尖渐正，语迟渐复，书写渐觉随意，仍照斯方日三夜一服，连五剂，后又服：

黑附子 50 克　人参 30 克　炙黄芪 50 克　桂枝 15 克　大熟地黄 30 克　血参 30 克　五味子 10 克　麦冬 20 克　全当归 15 克　炙甘草 15 克

加生姜 5 片，大枣 12 枚，近十剂而愈如常人。

寸口脉迟而缓，迟则为寒，缓则为虚；营缓则为亡血，卫缓则为中风。邪气中经，则身痒而瘾疹；心气不足，邪气入中，则胸满而短气。

此从脉而论瘾疹之病机。

寸口脉，即两手之寸口脉，迟而缓，谓寸口三部脉皆迟而缓也。迟脉主寒，缓脉主虚，荣卫俱缓，正气不足，则邪易中人。邪气中经，谓邪气中伤经络，而致身痒瘾疹，瘾疹即肌肤发痒之风疹块，俗名鬼风疙瘩。甚则气机受阻，升降不利，而发为胸中满闷，气憋气短，此所谓心气不足者，正气不足也。

风引汤

风引汤：除热瘫痫。

大黄　干姜　龙骨各四两　桂枝三两　甘草　牡蛎各二两　寒水石　滑石　赤石脂　白石脂　紫石英　石膏各六两

上十二味，杵，粗筛，以韦囊盛之，取三指撮，井花水三升，煮三沸，温服一升。治大人风引，少小风痫瘈纵，日数十发，医所不疗，除热方。巢氏云：脚气宜风引汤。

防己地黄汤

防己地黄汤：治病如狂状，妄行，独语不休，无寒热，其脉浮。

防己一分　桂枝三分　防风三分　甘草一分

上四味，以酒一杯，浸之一宿，绞取汁；生地黄二斤，㕮咀，蒸之如斗米饭久，以铜器盛其汁；更绞地黄汁，和分再服。

头风摩散

大附子一枚（炮）　盐等分

上二味，为散，沐了，以方寸匕，以摩疾上令药力行。

寸口脉沉而弱，沉即主骨，弱即主筋，沉即为肾，弱即为肝。汗出入水中，如水伤心，历节黄汗出，故曰历节。

此论历节之脉证。

寸口脉沉弱，是历节之脉，历节出黄汗，是历节之证，脉沉而弱，肝肾之虚也，肝主筋，肾主骨，肝肾虚则筋骨疏，而邪易乘，汗出而浴于水中，或冒雨淋湿，水湿从外而覆于心火之上，火郁湿蒸，则汗黄而出。周身骨节痛出黄汗，乃历节之一证也，今之"风湿性关节炎"多属此病。

跌阳脉浮而滑，滑则谷气实，浮则汗自出。

此论汗出之机因。

跌阳，在足踇趾、次趾缝上约二寸许，有脉跳动处即是，此阳明胃之脉也。跌阳之脉浮而滑，浮为阳气盛，滑乃谷气实，此阳明胃热升腾可知，胃者多气多血，热气蒸腾，则津液外溢，故自汗出也。

少阴脉浮而弱，弱则血不足，浮则为风，风血相搏，则疼痛如掣。

盛人脉涩小，短气，自汗出，历节痛不可屈伸，此皆饮酒汗出当风所致。

此二条，论历节之脉证。

历节病，其脉不一，或寸口脉沉弱，或跌阳脉浮滑，此二条则又曰少阴脉浮而弱，盛人脉涩小，皆谓正气虚而风外乘也。少阴属肾主骨，其脉浮弱者，肾元虚亏，不能潜藏，精血不足，骨骼疏松，则风邪易于入侵，故筋骨疼痛如掣；肥盛之人痰湿内聚，而脉涩小，则元气不足，元气不足故短气，气失固摄故自汗出，肌腠疏豁则邪易入乘，邪搏筋骨故历节痛不可屈伸。前条虽曰黄汗为历节之证，然非历节之主证。历节之主证，乃历节疼痛如掣，不可屈伸，此风搏血分筋骨瘀阻不通而然也。

诸肢节疼痛，身体尪羸，脚肿如脱，头眩短气，温温欲吐，桂枝芍药知母汤主之。

桂枝芍药知母汤

桂枝四两　芍药三两　甘草二两　麻黄二两　生姜五两　白术五两
知母四两　防风四两　附子（炮）二枚

上九味，以水七升，煮取二升，温服七合，日三服。

此论历节病之证治。

历节病以周身骨节疼痛为主证，其身体尪羸者，精血之虚，不能滋养也；脚肿如脱者，风搏湿坠血瘀不行也；头眩短气者，血虚不充于清空，气虚不资于呼吸也；温温欲吐者，湿浊中阻，胃气上逆也；故治之以桂枝芍药知母汤。

桂枝芍药知母汤，以桂枝、芍药，通经络而活血脉；麻黄、附子，散寒湿而通阳气；白术、防风，培脾土而祛风湿；甘草、生姜，护胃气而和诸药；知母佐桂附之燥热而和阴气；诸药相伍，共奏温经散寒、祛风胜湿、活血散瘀、通络止痛之效。

【病例16】

此方用治西医所谓"类风湿关节炎"，效亦甚佳。2009年，一少妇年26岁，产后一年，手指关节疼痛而肿，晨起僵挛，不可屈伸，西医诊断为"类风湿"，予打针、输液及口服地塞米松等，服药则痛减，停药则痛益甚，迁延治疗又年许，疼痛加重，手指变形，形如鸡爪、诊脉沉弦而数，肌肉消瘦，肢节挛痛，脚胕肿，舌红苔腻。疏方：

黑附子30克　炙麻黄10克　焦白术15克　炒薏仁30克　嫩防风10克　赤芍药10克　炒白芍10克　毛知母10克　川牛膝30克　乌梢蛇45克　炙甘草10克

此方加减变化，前后共七十余剂，病愈如初。

【病例17】摘自《经方实验录》。

戴姓妇，子死腹中，某医用药下之，胎已腐烂，然以贫故，未暇调理，未几，腹中时有块跳动，手足肢节俱疼痛，甚至不可屈伸，两足如脱，腋下时出黄汗，经二年矣。来求治。足胫常冷脚肿如脱，两手不可屈伸，真历节证也。乃用金匮桂枝芍药知母汤。

桂枝三钱　白芍药三钱　麻黄二钱　防风四钱　甘草二钱　白术苍术各四钱　知母四钱　熟附块二钱

服两剂，不见动静，翌日复诊改熟附块为生附子，四剂后，汗液大泄，两手足胀大，发浸淫疮，而关节疼痛减其大半，盖寒湿毒由里达表之验也。闻之丁甘仁曰：凡湿毒在里之证，正当驱之出表，但既出于表，必重用大小戟、牡丹皮、赤芍以清血分余毒，不独外疡为然，治历节风亦无不然。余乃用大小戟各四钱，牡丹皮三钱，赤芍三钱佐以息风和血祛湿之品，两剂后，浸淫疮略减，复四剂后，渐次结痂，惟头晕如击仆状，诊其脉，大而弦，大则为热，弦则为风，小产后，其血分虚，血为阴类，阴虚则生热，血虚则生风，虚者不可重虚，乃用大熟地黄四两，服十余剂，手足并光润，不知其曾患浸淫疮矣。

味酸则伤筋，筋伤则缓，名曰泄。咸则伤骨，骨伤则痿，名曰枯。枯泄相搏，名曰断泄。营气不通，卫不独行，营卫俱微，三焦无所御，四属断绝，身体羸瘦，独足肿大，黄汗出，胫冷。假令发热，便为历节也。

此再论历节病之成因、机制及与黄汗病之区别。

汗出浴水，汗出当风，皆历节病之成因。然饮食不当，亦可致历节病。如饮食味过酸咸者。酸能养肝，而过酸则伤筋，以肝在体合筋也；咸能养肾，而过咸则伤骨，以肾在体合骨也；过食酸咸，则肝肾伤，精血亏，筋骨姎。泄之与枯，皆言肝肾精血之亏损。精血既亏，则荣气不通，卫气不行，身无所养，形无所充，故身体羸瘦。气血瘀阻，湿浊下注，则独足肿大。此时，若出黄汗，身发热，乃为历节病；倘出黄汗而两胫发冷，则为黄汗病，而非历节病也。

病历节，不可屈伸疼痛，乌头汤主之。

乌头汤

麻黄　芍药　黄芪各三两　甘草（炙）三两　川乌（咬咀，以蜜二升，煎取一升，即出乌头）五枚

上五味，咬咀四味，以水三升，煮取三升，去滓，内蜜煎中更煎之，服四合。不知，尽服之。

此论历节病之又一治法。

病历节，若疼痛不可屈伸者，是寒邪偏盛，以寒主收引故也。寒盛气阻血瘀，筋骨为之凝滞，故治以乌头汤。

乌头汤，取乌头五枚驱寒逐湿，开痹通阳，并用蜜煎以缓其毒；用麻黄三两开痹发汗以散寒湿，并辅黄芪实卫固表而行气血；芍药养血和荣气，甘草通行诸经和诸药。寒湿去，阳气通，气血流行，则历节痛止而屈伸自如也。

【病例 18】

2006 年 5 月，治一两腿膝盖交替疼痛不可屈伸男性患者，该患者自1969 年 6 月淋雨趟水感冒后患此，迄今已三十余载，屡用抗风湿药，时轻时重，近三年来疼痛逐日加重，曾在某医院住院治疗月余，疼痛稍有缓解，询其壬辰年八月出生，脉沉紧，舌淡白，予：

麻黄 15 克　芍药 15 克　黄芪 15 克　甘草（炙）15 克　制川乌 30 克白蜜半斤，加水一碗同煎，服一剂痛减大半，五剂后痛如失。

矾石汤治脚气冲心。

矾石汤

矾石二两

上一味，以浆水一斗五升，煎三五沸，浸脚良。

脚气病，人所少知，乃湿浊之气从下部入侵脚胫而生，南方人多患此疾，北人此疾少见。古之脚气病，与今之所谓"脚气"决然不同，今之脚气病乃湿热浊气郁蒸而生虫，侵蚀脚趾缝间，以趾缝瘙痒溃烂为特征；古之脚气，乃心肾阳虚，阴寒湿气不化，痹阻经络筋脉，其病先从脚起，其证为脚胫肿满，脚胫瘦削，软弱无力，行时屈倒，渐之麻木不仁，严重者毒气上逼，腹中冲气上逆，犹如贲豚，胸闷胸胀，心悸心痛，甚则致死，所谓脚气冲心。《千金》第七卷谓之"风毒"，《外台》第十八卷则谓之"缓风"。

矾石汤为脚气冲心之外治法，矾石味酸性燥，酸则收敛，敛其逆气，燥则祛湿，湿去则肿消。然不如《金匮发微》所引近世验方，方用白矾二两，地浆水十大碗（地浆水，即地上掘坑，坑中灌水，搅水和土，取出，谓之地浆水），新杉木三四片，共煎六七沸，一半用杉木桶盛之浸脚，留一半，徐徐加入，上用衣被围身，使略有微汗，洗毕，饮稀粥一碗。如不愈，于前方中更加硫黄三钱，以前法熏浴即愈。

矾石一味，其用甚广，略录如下。

• 阴汗湿痒，矾石炼枯，研末敷之，或用三钱投入沸汤中淋洗之。

• 脚气肿疼，用枯矾三四钱，投入沸汤淋洗肿疼处。

• 漆疮，矾石煮汤令消，以此水洗之。

• 小儿口疮，以矾石一块，置酢中，研化，涂儿足心，日三七遍。

• 脚汗不止，用矾石一两浸汤洗脚。

• 脱肛者，用矾石汤熏之。

• 无名肿毒，发背，痈疽，疔疮，白矾为末，入新汲水中搅化，再将粗纸浸水中，每次一张贴敷患处，干则易换，日十数次，即愈。

• 跌打损伤，白矾一大块，泡汤一碗，名独圣散，帕蘸趁热熨伤处。

• 烫火烧伤，疱破疼痛者，白矾为末香油调敷，日三四次。

附方

续命汤

《古今录验》续命汤治中风痱，身体不能自收持，口不能言，冒昧不知痛处，或拘急不得转侧。姚云：与大续命同，兼治妇人产后出血者，以及老人小儿。

麻黄　桂枝　当归　人参　石膏　干姜　甘草各三两　芎䓖一两五钱杏仁四十枚

上九味，以水一斗，煮取四升，当小汗。薄覆脊，凭几坐，汗出则愈，不汗更服。无所禁，勿当风。并治但伏不得卧，咳逆上气，面目浮肿。

据《外台》所引煮服法中范汪云：是仲景方。范汪东晋人，去仲景不远，其言当有据。

风痱，古病名，痱者，废也，乃营卫虚弱，外邪入乘，痹阻经络气血，而致身体不能自收持，口不能言，头目昏冒，不知痛处，肢体拘急转侧不利诸证。以麻黄汤发散风寒，宣通经络，配合石膏、干姜去寒热邪气，当归、川芎、人参，调养气血而扶助正气，攻补兼施，则风痱即已。

三黄汤

《千金》三黄汤治中风手足拘急，百节疼痛，烦热心乱，恶寒，经日不欲饮食。

麻黄五分　独活四分　细辛二分　黄芪二分　黄芩二分

上五味，以水六升，煮取二升，分温三服。一服小汗，二服大汗。心热加大黄二分，腹满加枳实一枚，逆气加人参三分，悸加牡蛎三分，渴加栝蒌根三分，先有寒加附子一枚。

中风受邪，风扰气乱，经络气血郁滞不行，筋脉骨节失于濡养，故见手足拘急，百节疼痛，风木生热，干营卫，扰心火而乘脾土，故烦热心乱，恶寒，竟日不欲饮食。以麻黄、细辛开腠理去风邪，独活和气血柔筋骨，黄芩清热肃肺以宁肝木，黄芪扶正而抑麻辛之发散。风化火则心热甚，加大黄釜底抽薪以去其热，腹满加枳实以消积开气，气逆加人参以益阴气而抑火热之冲逆，心悸加牡蛎以敛神宁心气，口渴加栝蒌根以养阴生津。

术附汤

《近效》术附汤治风虚头重眩苦急，不知食味，暖肌补中益精气。

白术二两　　附子（炮，去皮）一枚半　　甘草（炙）一两

上三味，剉，每五钱匕，姜五片，枣一枚，水盏半，煎七成，去滓，温服。

头重眩苦急，谓头目沉重眩晕之甚，不知食味者，饮食无味，食欲不振也，此因肾中真阳不足，脾土无力运化，清浊升降不司之故。治以附子甘草白术，补益命火于坤土之中，则脾肾阳气皆得振复，故曰暖肌补中益精气也。

八味丸

崔氏八味丸治脚气上入，少腹不仁。

干地黄八两　　山萸肉　　薯蓣各四两　　泽泻　　茯苓　　牡丹皮各三两　　桂枝　　附子（炮）各一两

上八味，末之，炼蜜和丸梧子大，酒下十五丸，日再服。

人生有命，贵在肾中真阳之精，八味虽云治脚气上入少腹不仁，实固护肾中真阳之灵丹，肾居于坎，一点真阳函于两阴之间，故以附、桂扶真阳之气，以地、萸滋真阴之精，以泽泻泄水，以牡丹皮伏邪火，而以茯苓、山药补坤土，使火伏土中，得以久而不灭，则诸病不生，诸病即已，此可治病，犹可养生延年也。

越婢加术汤

《千金》越婢加术汤治肉极，热则身体津脱，腠理开，汗大泄，厉风气，下焦脚弱。

麻黄六两　　石膏半斤　　生姜三两　　甘草二两　　白术四两　　大枣十五枚

上六味，以水六升，先煮麻黄去上沫，内诸药，煮取三升，分温三服。恶风加附子一枚炮。

肉极，古病名，其因乃热伤津血，形销体削，其证乃腿脚软弱，腠理开疏，汗泄不禁，风邪卒中之肢体麻木或不遂。治以越婢汤以清热保阴，加白术以培土益中，生化气血。恶风者，表虚不固，阳气不煦，故加附子以扶阳固表也。

血痹虚劳病脉证并治第六

问曰：血痹病从何得之？师曰：夫尊荣人骨弱肌肤盛，重因疲劳汗出，卧不时动摇，加被微风，遂得之。但以脉自微涩在寸口，关上小紧，宜针引阳气，令脉和紧去则愈。

此论血痹病之因、脉及治疗大法。

血痹病，血脉痹阻不畅也。致病之因，多因体弱被风，风袭血分，血行受阻而然，常见于尊荣肥盛之人。其脉常寸口微涩，关上小紧，微为阳弱，涩为血滞，微涩并见者血气痹阻不能畅行之象，小紧者邪风作佽之象。此谓"血痹"者多为"中风"之先兆。治之大法，宜针药并行，引发阳气，阳通则气行，气行则风邪散而痹阻开，中风可免，故云脉和紧去则病愈。

血痹，阴阳俱微，寸口关上微，尺中小紧，外证身体不仁，如风痹状，黄芪桂枝五物汤主之。

黄芪桂枝五物汤

黄芪三两　芍药三两　桂枝三两　生姜六两　大枣十二枚
上五味，以水六升，煮取二升，温服七合，日三服。（一方有人参）

此论血痹病之脉证治法。

上条言血痹病之脉寸口微涩，关上小紧，此则言血痹之脉阴阳俱微，寸口关上微，尺中小紧者，皆言阳气不足不能温通，以致血行之不畅也。并出身体不仁一证以为血痹者画龙点睛。如风痹者，似是而非也，风痹者虽有身体不仁，但疼痛而游走，是所不同处。血痹在血，故以黄芪桂枝五物汤主之。

黄芪桂枝五物汤，乃桂枝汤去甘草而加黄芪三两。血之与气，如影随形，气行血即行，气滞则血瘀，气者阳气也，阳气足则阴血行，故以黄芪壮气之行，而以桂枝汤和调荣卫祛风邪。

夫男子平人，脉大为劳，极虚亦为劳。

此以下皆论劳病之脉证。

劳，气血亏损，因艰辛劳苦而致劳。脉大，即脉形豁大无力之虚脉，极虚，即脉极为细弱无力之脉。凡劳损者，气血虚耗，无力以鼓动，脉多如斯。

男子面色薄者，主渴及亡血，卒喘悸，脉浮者，里虚也。

面色薄，即面色惨淡㿠白，少见血色，如此面色之人，津血常不足，故常口渴或曾吐衄失血，血弱则气衰，心失所养，故或喘或悸，阴血虚而阳无依，故脉浮，此浮，必浮而无力也。

男子，脉虚沉弦，无寒热，短气里急，小便不利，面色白，时目瞑，兼衄，少腹满，此为劳使之然。

脉虚沉弦，脉沉弱无力而如丝之弦也，此乃气血极虚，脉道瘦瘪之脉；无寒热，即无恶寒发热之证，此属里虚，不关外感，故无寒热；短气里急，气虚不支也，小便不利，气虚而气化不及也，面色白，血虚也，时目瞑，精血不充于目窠也，兼衄，气虚不能摄血也，少腹满，气虚不行也，此皆为劳之所致也。

劳之为病，其脉浮大，手足烦，春夏剧，秋冬瘥，阴寒精自出，酸削不能行。

劳病之脉浮大者，豁大无力也；精血不荣于四肢，故致手足烦，手足烦者，手足酸削难耐，似痛非痛，似热非热，极度不安之谓也；春夏剧，秋冬瘥者，春夏阳气升腾，秋冬阳降而阴升，其人体内阴虚，与天地阴阳升降不相适之故也；阴寒精自出，指阴具寒冷，精液自遗不禁，此肾阳虚衰所致；酸削不能行，阴阳精血虚羸，不得濡养手足之故。

男子脉浮而涩，为无子，精气清冷。

脉浮乃肾中真阳虚浮，不能潜藏；脉涩乃肾中阴精亏虚，精室不充；元虚精亏，天癸不足，故精气清冷而不能育子息也。

夫失精家，少腹弦急，阴头寒，目眩，发落，脉极虚芤迟，为清谷，亡血，失精。脉得诸芤动微紧，男子失精，女子梦交，桂枝龙骨牡蛎汤主之。

桂枝龙骨牡蛎汤方《小品》云：虚弱浮热汗出者，除桂，加白薇、附子各三分，故曰二加龙骨汤。

桂枝龙骨牡蛎汤

桂枝　芍药　生姜各三两　甘草二两　大枣十二枚　龙骨　牡蛎各三两

上七味，以水七升，煮取三升，分温三服。

天雄散

天雄（炮）三两　白术八两　桂枝六两　龙骨三两

上四味，杵为散，酒服半钱匕，日三服，不知，稍增之。

此论失精之证治。

失精，精气溢泄不能自控，失精家即经常失精之人。以其经常失精，必致元气亏损，荣卫耗伤，肝脉失荣气之养，卫阳之煦，故少腹弦急、阴头寒；荣阴虚不能上荣头目，故目眩发落，阳虚不能温中化谷故清谷，荣卫失调，难司关门开合，则精愈失，精失而神不守舍，则梦交，脉芤迟者精气亏也，动而紧者，精将罄而告急也。治之则宜桂枝龙骨牡蛎汤，用桂枝汤温元阳而和调荣卫，加龙骨、牡蛎之能潜能藏以固关涩精，安神定志。

天雄散亦治梦失精之方，天雄、桂枝可扶元阳而振荣卫之气，白术、龙骨可固精关，亦为男子兴阳强元之妙方。

【病例19】摘自《经方实验录》。

周左，早年精气不固，两足无力，头晕目花，证属虚劳，宜桂枝加龙骨牡蛎汤。

桂枝四钱　生白芍三钱　生甘草二钱　龙骨（洗，炙）一两　左牡蛎（炙）三两　大黑枣十二枚　姜八片

【病例20】摘自《经方实验录》。

季左，夜寐喜盗汗，脉阳浮阴弱，宜桂枝加龙骨牡蛎汤。

川桂枝四钱　生白芍三钱　生甘草一钱　龙骨四钱　左牡蛎一两　红枣十二枚　姜八片

男子平人，脉虚弱细微者，喜盗汗也。

此论盗汗之脉。

男子无故曰平人，若脉见虚弱细微，必有盗汗之证。脉虚、脉弱、脉微者，皆元阳气虚也；细脉者，阴血之不足也；阳虚则腠理不固，阴虚则不能内守，故常盗汗出。盗汗，谓人卧目闭汗自悄然溢出，如贼之盗也。

人年五六十，其病脉大者，痹夹背行，若肠鸣，马刀夹瘿者，皆为劳得之。

此论因劳而病马刀夹瘿之证。

人年五六十，乃言七八之人及八八之人，年至七八，肝气衰，天癸竭，肾脏衰，形体皆极，八八则五脏皆衰，筋骨懈惰，天癸已尽，元阳元阴皆已衰竭，气血匮乏，则百病易生。其脉大者，谓其脉虚豁而大，元阳虚竭、气血精津衰败之象；痹夹背行，疼痛夹背走窜，风寒侵于经络之故也；肠鸣，腹中辘辘有声，阳不化水，寒气相击也；马刀夹瘿者，阳气不化，痰饮流注少阳经络，而致瘿瘤块垒连于脖项腋胁，形如马刀状。凡上诸证，皆缘于劳伤精血所致，故言皆为劳得之。

脉沉小迟，名脱气，其人疾行，则喘喝，手足逆寒，腹满，甚则溏泄，食不消化也。

此论脱气之脉证。

脉沉者，元气虚而不鼓也，脉小，精血虚而不充也，脉迟，阳虚寒盛，脉来迟滞也。脉见沉小而迟，是元阳衰败，气血将竭之象，病名曰脱气，气者，元阳之气也。脱气之证，为喘喝者，肾不内气故也，为手足厥寒者，阳虚而不温煦也，为腹满、溏泄及食不化者，中焦阳虚，运化之失司也。

脉弦而大，弦则为减，大则为芤，减则为寒，芤则为虚，虚寒相搏，此名为革，妇人则半产漏下，男子则亡血失精。

此论从脉以判病证。

夫脉弦而大者，革脉也。革脉寓弦，弦因肝强，肝强则脾弱，脾弱则中焦阳虚不运，则无力生化气血，故曰弦则为减，减则为寒；革亦寓芤，芤者，大而中空无力之脉，芤为气血俱虚之象，故芤则为虚；芤弦相合，虚寒相加，是名革脉。革脉主病，在妇人则半产漏下，半产者，未足月而胎坠，俗谓小产是也；漏下者，经水淋漓不断是也；在男子则亡血失精，亡血者，或吐，或衄，或二便下血是也；失精者，或遗精，或滑精是也；总之，皆阴阳俱虚，气血并亏所致，此革脉所主之病症。

虚劳里急，悸衄腹中痛，梦失精，四肢酸痛，手足烦热，咽干口燥，小建中汤主之。

小建中汤

桂枝（去皮）三两　　甘草（炙）二两　　大枣（擘）十二枚　　芍药六两
生姜三两　　胶饴一升

上六味，以水七升，煮取三升，去滓，内胶饴，更上微火消解，温服一升，日三服。呕家不可用建中汤，以甜故也。

《千金》疗男女因积冷气滞，或大病后不复常，苦四肢沉重，骨肉酸痛，吸吸少气，行动喘乏，胸满气急，腰背强痛，心中虚悸，咽干唇燥，面体少色，或饮食无味，胁肋腹胀，头重不举，多卧少起，甚者积年，轻者百日，渐至瘦弱，五脏气竭，则难可复常，六脉俱不足，虚寒乏气，少腹拘急，羸瘠百病，名曰黄芪建中汤，又有人参二两。

此论虚劳病阴阳两虚之证治。

虚劳，虚劳病，夫病虚劳者，必阴阳气血皆不足也。里急，谓腹中拘急，阳虚不煦，阴虚不濡，故拘急；悸，心悸不宁，心阳不温，心阴不滋，故悸；衄，或鼻中，或肌肤，或二便出血，气虚不能摄血，故衄；腹中痛，当伴里急而作，亦腹内阴血不濡，阳气不煦所致；梦失精，梦中与女子交合而遗精，心肾不交、肾气不固之故。四肢酸痛，筋脉肌肉失于气血温养之故，手足烦热，咽干口燥，皆阴血虚弱，不能濡润之故。凡上诸证，皆阴阳气血不足之证，当以小建中汤主之，此治虚劳至要法之一，建立中州，培补后天，以资气血生化之源。小建中汤，于群方之祖中，倍芍药，增饴糖，意在抑肝木，扶脾胃，增强运化，以化生气血。后天强盛，气血充沛，则诸虚可复，诸恙皆已也。

【病例 21】摘自《经方实验录》。

王右，腹痛喜按，自觉有寒气自下上迫，脉虚弦，微恶寒，此为肝乘脾，小建中汤主之。

虚劳里急，诸不足，黄芪建中汤主之。

于小建中汤内加黄芪一两半，余依上法。气短胸满者，加生姜；腹满者去枣，加茯苓一两半；以及疗肺虚损不足，补气，加半夏三两。

此论虚劳诸不足之治法。

因劳而虚损，谓之虚劳；诸不足者，阴阳气血皆虚，五脏六腑皆伤也，于是面容憔悴、肌肤皱褶、大肉脱销、发脱齿槁、气短气少、言微息弱、举动无力、心悸烦躁、骨蒸潮热、不思饮食、经少经绝，诸种虚证多多，不一而至。治法仍守建立中气培补后天而已，于小建中汤更加黄芪者，以鼓舞元气，增强建中之功也。

虚劳腰痛，少腹拘急，小便不利者，八味肾气丸主之。

此论肾虚腰痛治法。

腰者，肾之外府，因劳而致腰痛，必肾气之虚耗所致，肾气虚耗，下焦失养，不煦不化，则筋肉挛急，水气停蓄，不惟腰痛，且少腹亦为之拘急，小便亦为之不利也。治宜八味肾气丸，以地黄、山药、萸肉，养肝扶脾益肾而滋精血，肉桂、附子补命门而壮元阳，泽泻、茯苓，渗水培土以防壅滞，丹皮抑桂附之热以制相火，肾气强壮则腰痛、少腹拘急、小便不利诸证俱可一举而愈。

此虽治虚劳腰痛之方，然亦治虚劳病至要之法也。仲景论虚劳，不外先后二天是求，后天必事建中，而先天则当思肾元，肾者先天之本，阴阳之宅，生命之源，源固则流长矣。

虚劳诸不足，风气百疾，薯蓣丸主之。

薯蓣丸

薯蓣三十分　当归　桂枝　曲　干地黄　豆黄卷各十分　甘草二十八分　人参七分　芎䓖　芍药　白术　麦冬　杏仁各六分　柴胡　桔梗　茯苓各五分　阿胶七分　干姜三分　白蔹二分　防风六分　大枣（为膏）百枚

上二十一味，末之，炼蜜和丸，如弹子大，空腹酒服一丸，一百丸为剂。

此再论虚劳诸不足之治法。

前论治虚劳当思先后二天，后天有建中、黄芪建中汤以培补脾胃，先天有八味肾气丸补益肾元，此论治虚劳诸不足，风气百疾用薯蓣丸者，乃先后二天并补之法也。

虚劳诸不足者，气血阴阳、五脏六腑俱虚也。气血阴阳俱虚，五脏六腑皆弱，人体全无抗力故风邪易起，风乃百病之长，则诸病乃生，究其原因，仍是脾胃虚弱，肾元不固，先后二天皆虚之过，故以薯蓣丸主之。方中山药、人参、白术、茯苓、甘草、大豆黄卷、大枣，所以补脾胃，化生气血；益元气；地黄、当归、芍药、川芎、阿胶、麦冬，所以滋阴养阳壮肾元；桂枝、干姜，所以温通脾肾之阳气，柴胡、防风，所以疏理气机而去风邪，杏仁利肺治劳伤，桔梗举气行治节，白薇补虚去郁热，神曲宣郁开胃口，诸药合济，则脾胃健，肾气壮，气血生，阴阳和，风气百疾即可去也。

虚劳虚烦不得眠，酸枣仁汤主之。

酸枣仁汤

酸枣仁二升　甘草一两　知母二两　茯苓二两　芎𬜯二两（深师有生姜二两）

上五味，以水八升，煮酸枣仁，得六升，内诸药，煮取三升，分温三服。

此论虚劳虚烦不得眠之证治。

虚劳虚烦不得眠，此病多关心、肾、肝、脾诸脏。或有余，或不足，皆可致心烦不眠。其不足者，心血虚、心阴虚、肾阴虚、肾阳虚、肝阴虚、肝血虚、脾气虚、脾阴虚，因虚而烦，因虚而不得眠；其有余者，心火亢盛、痰火扰心、肝火内扰、湿、食伤脾，此因盛而烦，因盛而不得眠。本条所论，明谓虚烦不得眠，则属虚可知。酸枣仁汤之酸枣仁，功善滋补心肝之阴，茯苓功善健脾益气，又可安神，二药相匹，最能宁心安神；知母清肺肾之热，养肺肾之阴，芎𬜯疏肝郁，散瘀血，甘草益元气而和诸药，为治肝郁阴虚热扰不得眠之良方。

【病例22】

余少时老师王某，夜不成寐，多梦，口干咽燥，手足心发热心烦，二年来每夜不离"安定"，近一月来，安定用至10片亦难入睡，每日头晕神衰。脉弦细而数，舌红少苔，此肝阴肝血匮乏，虚热内扰，魂魄不藏。加减酸枣仁汤。

炒枣仁五钱　毛知母一两　川芎一两　茯苓神二两　筒远志三钱　生甘草五钱　生姜三片

三剂已能入眠，十五剂后睡眠如常。

五劳虚极羸瘦，腹满不能饮食，食伤，忧伤，饮伤，房劳伤，饥伤，劳伤，经络荣卫气伤，内有瘀血，肌肤甲错，两目暗黑，缓中补虚，大黄䗪虫丸主之。

大黄䗪虫丸

大黄（蒸）十分　黄芩二两　甘草三两　桃仁一升　杏仁一升　芍药四两　干地黄四两，干漆一两　虻虫一升　水蛭百枚　蛴螬一升，䗪虫半升

上十二味，末之，炼蜜和丸小豆大，酒饮服五丸，日三服。

此论五劳虚极羸瘦之证治。

五劳，谓心劳、肝劳、脾劳、肺劳、肾劳也。心劳则血脉虚，肝劳则筋脉虚，脾劳肌肉虚，肺劳则宗气虚，肾劳则元气虚，五脏所系皆虚，故曰虚极。羸瘦者，气血亏耗，不充于形也，脾虚不运，故腹满不能食。五脏之虚损，多缘于饮食、饥饱、忧愁、房事或劳力过度，思虑过度，而损伤经络荣卫，使血不荣流，淤积干结，继而肌肤失于荣润而甲错，两目不明而黯黑，此俗称干血劳者是也，治宜缓中补虚，大黄䗪虫丸主之。

张璐玉曰：举世皆以参、芪、归、地等为补虚，仲景独以大黄䗪虫补虚，苟非神圣，不能行是法也。本方以大黄宣瘀润燥，䗪虫破坚通络，黄芩清肺泄热，生地滋肾益阴，杏仁润心荣肺而疗伤，桃仁补肝虚以化瘀，干漆、蛴螬破瘀血而通关节，虻虫、水蛭逐干血而通经络，芍药、甘草和阴阳，扶脾胃。炼蜜和丸，缓取其效，酒饮送服，速行药力，方名大黄䗪虫丸者，以二味总领诸药以祛瘀生新，而缓中补虚也。

余早年拜读沈仲圭之《新编经验方》，沈谓其曾患高血压，200/120mmHg，尝服杜仲、夏枯草、桑寄生、雪羹、臭梧桐及诸降压西药

而一直居高不降，后师重庆唐阳春医师之法，用大黄䗪虫丸而使血压降至正常，余亦效仿其法，用以治疗中风病后遗症瘫痪不遂数例，皆获得十分满意效果，可见仲景之方药何其神奇。

附方

《千金翼》炙甘草汤治虚劳不足，汗出而闷，脉结悸，行动如常，不出百日，危急者十一日死。

炙甘草汤

甘草（炙）四两　桂枝　生姜各三两　麦冬半升　麻仁半升　人参阿胶各二两　大枣三十枚　生地黄一升

上九味，以酒七升，水八升，先煮八味，取三升，去滓，内胶消尽温服一升，日三服。

此治荣卫不和，虚劳不足，心血亏损，心悸胸闷，汗出脉结，即今之西医所谓心衰病者用之神方。炙甘草汤，以炙甘草、桂枝振复心阳，以人参、姜、枣补脾胃而兴宗气，以生地黄、麦冬、阿胶养血滋阴，诸药煎以清酒，一则增强气血之化生，使心血充沛，二则加速阳气之振复，使心气旺盛，三则疏通脉道，使心脉通畅无阻，故以之治疗心血不足，心气衰微之虚劳心悸效如桴鼓也。

《肘后》獭肝散：治冷痨，又主瘵注一门相染。

獭肝散

獭肝一具

炙干末之，水服方寸匕，日三服。

冷痨，痨病之一种，阳虚为患。獭得太阴之气，而肝则独禀阳气之所，阳气动则阴寒散，故以獭肝炙末服之以兴阳气而去阴寒也。

肺痿肺痈咳嗽上气病脉证并治第七

问曰：热在上焦者，因咳而肺痿，肺痿之病，何从得之？师曰：或从汗出，或从呕吐，或从消渴，小便利数，或从便难，又被快药下利，重亡津液，故得之。曰：寸口脉数，其人咳，口中反有浊唾涎沫者何？师曰：为肺痿之病，口中辟辟燥，咳即胸中隐隐痛，脉反滑数，此为肺痈，咳唾脓血。脉数虚者，为肺痿，数实者，为肺痈。

此论肺痿病因及肺痿、肺痈之不同。

肺为娇脏，不耐寒热，不禁些许损伤；肺禀燥金之气，亦为燥脏，必得津液以滋润之，方能司相辅之职而主持周身之气，以行宣发肃降，通调水道，朝会百脉之权。若邪热内聚，熏蒸于肺，灼烁肺津，久咳伤肺，或久病消渴，津液内耗，或汗多、呕吐、峻药攻下而重伤津液，则必皆致肺叶枯燥，而生肺痿之病变。

肺痿与肺痈，同属肺系疾病而脉证不同。以脉而论，两病之脉皆见于寸口，寸口者，双手寸、关、尺六部之脉也。寸口脉数，既主肺痿，亦主肺痈，但肺痿之脉数而虚，数虚者，无力而数，主肺阴不足，肺气不振，肺叶干皱之象；而肺痈之脉则数而实，数实者，滑数有力，乃邪热炽盛，肺中气血不通，壅塞成痈之象。以证而论，肺痿、肺痈皆咳，肺痿之咳，咳而口中多浊唾涎沫，其胸不痛，此肺失宣化，津液聚而不行之征；而肺痈之咳，则咳即胸中隐隐痛，且唾出脓血，此肺体为热腐化之征。

问曰：病咳逆，脉之，何以知此为肺痈？当有脓血，吐之则死，其脉何类？师曰：寸口脉微而数，微则微风，数则为热；微则汗出，数则恶寒。风中于卫，呼气不入；热过于荣，吸而不出。风伤皮毛，热伤血脉。风舍于肺，其人则咳，口干，喘满，咽燥不渴，时唾浊沫，时时振寒。热之所过，血为之凝滞，蓄结痈脓，吐如米粥。始萌可救，脓成则死。

此从脉而论肺痈之病变机制。

病者咳嗽气逆，当诊其为何病，脉之，即诊之也。如系肺痈，咳逆之时当有脓血，吐之则死之死，当是"斯"字之误，"是"之谓也，此谓若其人咳而吐出脓血，则定然肺痈之病，若以死字解，则文意不属，岂有肺痈吐出脓血者即死乎？肺痈之脉，常寸口微数，此微数脉，即数而无力之意。夫痈疽初起，多见脉象微数，是肺痈多因于风热也。风热之性开泄，故汗出恶寒，风热之邪初中皮毛，仅伤卫分，病尚轻浅，故可随呼而出；若浸及荣分，伤及血脉，则病重而深，故随吸而难出；此处曰呼、曰吸，皆喻邪随气之出入而或轻或重也。以风热所伤在肺，故其人咳喘胸满，肺伤则津液受劫，故口干咽燥，肺不布津，故不渴而时唾浊沫。风热内壅，血脉凝滞，肌腐肉烂，故发痈脓。吐如米粥者，谓吐出脓浊如米粥也。肺痈初起，尚易救治，待其成脓，则肺烂近死矣！

上气，面浮肿，肩息，其脉浮大，不治；又加下利尤甚。

此论咳逆上气之预后。

上气，胸喉间气逆而上，所见为喘，上气而面浮肿，即喘者之面目浮肿也，喘而面浮肿，乃肺脾气虚，阳衰而气浮所致；肩息，即息而摇肩，呼吸极艰，喘急之象，肩息而脉浮大，曰不治者，其脉豁大无根，虚软无力，肾不纳气，元气上脱之故也，故曰不治。上气面浮肿，肩息脉浮大，皆阳气上脱，危重之象，若更加下利，则阴竭于下，阴阳离绝，去死不远，故曰尤甚。

上气，喘而躁者，属肺胀，欲作风水，发汗则愈。

此论肺胀主证及病变发展之趋向与治法。

上气，胸喉间气贲而上逆也，气上逆则为喘；喘而躁之躁，极状喘急不安之象。《灵枢·胀论》："肺胀者，虚满而喘咳"仲景曰上气，喘而躁者属肺胀，足见肺胀是以喘、咳、胀满为特征。肺胀之作，缘于外感风寒，内挟水饮。则风扬水起，易成风水病。防治之法，发汗而已，汗法外可以散风寒，内可以祛水饮，内外通达，逆降气平，则喘满愈。

肺痿吐涎沫而不咳者，其人不渴，必遗尿，小便数。所以然者，以上虚不能制下故也。此为肺中冷，必眩，多涎沫，甘草干姜汤以温之；若服汤已渴者，属消渴。

甘草干姜汤

甘草（炙）四两　干姜（炮）二两

上㕮咀，以水三升，煮取一升五合，去滓，分温再服。

此论肺寒而痿之证治。

肺痿有寒痿，亦有热痿，本条所言乃肺寒而痿者。肺寒而痿者，阳气之虚也，其证为吐涎沫、口不渴、遗尿、小便数及头眩。肺为娇脏，阴寒伤肺，如草木遭霜雪，必枯燥而痿，肺叶痿则津液不得敷布，津聚液溢，故吐涎沫，肺寒阳虚，上源不化，故遗尿或小便数，阳虚于上，阴塞清空，故头眩。斯皆肺中冷所致。脾为肺金之母，肺痿源于脾虚，脾阳复则肺自温，肺气温则肺叶振，故治宜甘草干姜汤，温中土，扶脾阳，此子病治其母也。经曰，治病适至其所，无越制度，况肺为娇脏乎，若阳复太过，则又耗津液，津伤过甚则又易变成消渴矣。

此方治疗老年体虚气寒之咳嗽甚效，非独仅用于肺痿者余用此方治老年咳嗽，不加不减，治愈者不下百十人。

【病例 23】

2013 年，有一王姓男翁，咳嗽气憋，胸闷，似痛非痛，某医院诊断为"慢性阻塞性肺炎"，住院治疗半月，咳嗽胸闷气憋，一如住院之前，因要求出院，来求余诊，脉浮而涩，面色苍白而微青，手足不温，身形畏寒，频涂涎沫，小便频数，舌淡苔白，余思此亦肺痿之属，因用甘草干姜汤加味。

炙甘草 30 克　川干姜 30 克　红参 15 克　五味子 15 克

十数服而气憋胸闷咳嗽全已。

咳而上气，喉中水鸡声，射干麻黄汤主之。

射干麻黄汤

射干（一云三两）十三枚　麻黄四两　生姜四两　细辛三两　紫菀三两　款冬花三两　五味子半升　大枣七枚　半夏大者（洗，一云半升）八枚

上九味，以水一斗二升，先煮麻黄两沸，去上沫，内诸药，煮取三升，分温三服。

此论肺胀痰饮阻肺之证治

咳而上气，即患者咳嗽而伴胸喉中气逆上冲也；喉中如水鸡声者，是逆上之气，冲击气道中所停痰饮而发。此乃肺风寒外束，肺气失于宣发肃降，水道不通，水饮内停所致。治当发散风寒，宣肺化饮，宜用射干麻黄汤。

射干麻黄汤，为小青龙汤之变方，即于小青龙汤中去温热之桂枝，酸敛之芍药，和缓之甘草，而加射干、紫菀、冬花、大枣。斯方以麻黄、生姜、细辛，开肺发表，外散风寒，细辛、半夏、生姜行水散饮，内化痰涎，射干、半夏下气降逆，清肃气道，紫菀、冬花润肺止咳，大枣、五味和脾敛肺。表气开，肺气宣，水饮化，气道畅，则咳而上气，喉中痰鸣自可平息。

咳逆上气，时时吐浊，但坐不得眠，皂荚丸主之。

皂荚丸

皂荚（刮去皮，用酥炙）八两

上一味，末之，蜜丸如梧子大，以枣膏和汤服三丸，日三夜一服。

此论肺胀痰浊阻肺之证治法。

咳逆上气，即前所谓咳而上气也，与前一证之不同者，时时吐浊、但坐不得眠者是也。时时吐浊，谓不时吐出浊厚之稠痰，但坐不得眠，谓病者不能平卧也，此皆痰浊壅盛于内，气道堵塞不畅所致。治法应涤痰逐浊，宣肺降气，治以皂角丸方。

皂角味辛而咸，有祛风拔毒，通关利窍，破积攻坚，驱逐顽痰之功。以其气燥性烈，剽悍峻猛，故当去皮酥炙，并以和汤服下，既可以护胃和脾，又可驱逐浊痰，若体弱气衰之人，必当慎用。

【病例24】摘自《经方实验录》。

余尝自病痰饮，喘咳，吐浊，痛连胸胁，以皂荚大者四枚炙末，盛碗中，调赤砂糖，间日一服，连服四次，下利，日二三度，痰涎与粪俱下，有时竟全是痰涎，病愈后，体亦大亏，于是知皂荚之攻消甚猛，全赖枣膏之润剂也。夫甘遂之破水，葶苈之泻肺胀，与皂荚之消胶痰，可谓鼎足而三。唯近人不察，恒视若鸩毒，弃良药而不用，伊谁之过欤！

咳而脉浮者，厚朴麻黄汤主之。

厚朴麻黄汤

厚朴五两　麻黄四两　石膏如鸡子大　杏仁半升　半夏半升　干姜二两　细辛二两　小麦一升　五味子半升

上九味，以水一斗二升，先煮小麦去滓，内诸药，煮取三升，温服一升，日三服。

此论肺胀病偏上偏表之证治。

咳，肺胀之主证，脉浮，非表病之脉浮，乃水气上迫，偏上偏外，故脉浮。水气既偏上偏外，则必伴胸膈胀满，上气喘逆，面目浮肿等证。治以厚朴麻黄汤者，以厚朴疏土开胸下气逆，合半夏而降偏于胸膈之水气，以麻黄开表通窍，合杏仁而发越偏表之水气，以干姜、细辛温逐寒饮，以小麦、五味子补心敛肺，以石膏祛郁热，则肺胀可已。

脉沉者，泽漆汤主之。

泽漆汤

半夏半升　紫参（一作紫菀）五两　生姜五两　泽漆（以东流水五斗煮取一斗五升）三斤　白前五两　甘草　黄芩　人参　桂枝各三两

上九味，㕮咀，内泽漆汁中，煮取五升，温服三合，至夜尽。

此论肺胀之偏里偏下者之证治。

上条言咳而脉浮，是水气上迫，病偏于表；而本条则言咳而脉沉，是水气下泛，病偏于里偏于下也。水气下泛，当伴见腰腹以下水肿之证，治宜泽漆汤。泽漆汤以泽漆为君，旨在利水气，《本经》云：泽漆味苦微寒，主皮肤热，大腹水气，四肢面目浮肿，丈夫阴气不足；《纲目》载：泽漆又名猫儿眼睛草、绿叶绿花，非大戟苗，而利水之功类于大戟，单方家用治水臌脚气有效。紫参逐水，利大小便，白前、桂枝通阳下气而逐饮平喘，半夏、生姜降逆化痰，人参、甘草益脾胃，扶中气，佐黄芩以泄饮郁之热。

火逆上气，咽喉不利，止逆下气，麦门冬汤主之。

麦门冬汤

麦门冬七升　半夏一升　人参三两　甘草二两　粳米三合　大枣十二枚

上六味，以水一斗二升，煮取六升，温服一升，日三夜一服。

此论燥热肺胀之证治。

大逆上气之大，疑是火逆上气之误。夫火性炎上，极易灼金，金失肃降，则气逆而上。咽喉者，肺之系也，肺气逆而不利，则咽喉亦为之不利，欲止逆下气者，治宜麦门冬汤。麦门冬汤乃竹叶石膏汤去竹叶、石膏，而加麦冬之量数倍以为君，重在滋胃阴以养肺阴，肺阴足则肺气降。由方药可知，此火逆上气之肺胀，原系肺胃阴虚所致也。

或曰，此治因热而肺痿之方，因寒而肺痿者甘草干姜汤主之，因热而肺痿者，热灼津伤，肺叶枯燥，治宜麦门冬汤益气养阴而润肺也。

肺痈，喘不得卧，葶苈大枣泻肺汤主之。

葶苈大枣泻肺汤

葶苈（熬令黄色，捣丸如弹子大）　　大枣十二枚

上先以水三升，煮枣取二升，去枣，内葶苈煮取一升，顿服。

此论肺痈之证治。

肺痈为病，咳即胸中隐隐痛，唾出脓血，以风热郁结，荣卫不通也，气血壅滞而致。荣卫不通，则肺气不降，故喘不得卧。其证属实，故治以葶苈大枣泻肺汤以泻肺，开气闭。此肺痈初起者用之，如日久气虚证者当慎用。

【病例25】摘自《经方实验录》。

辛未七月中旬，余治一陈姓疾，初发时，咳嗽胸中隐隐痛，痛连缺盆，其所吐者，浊痰腥臭，与悬饮内痛吐涎沫固自不同，决为肺痈之始萌，遂以桔梗汤乘其未集而先排之，进五剂痛稍止，诸证依然，脉滑实，因思斯证，确为肺痈之正病，必其肺脏壅阻，不通而腐，腐久乃吐脓，所谓久久吐脓如米粥状，治以桔梗汤，今当壅实之时，不去其壅，反排其腐，何怪其不效也。淮南子云：葶苈愈胀壅极不通之谓。金匮云：肺痈喘不眠即胀也。千金重申其义云：肺痈胸满胀。故知葶苈非泻肺也，泻肺中壅胀。今有此证则用此方，乃以葶苈子五钱，大枣十二枚。

凡五进，痛渐止，咳亦爽，其腥臭挟有米粥状痰，即腐脓也，后乃以千金苇茎汤，并依大小蓟、海藻、桔梗、甘草、杜赤豆出入加减成方，至八月朔日先后九十五日有奇，用药几十余剂，始告痊瘥。九月底，其人偶受寒凉，宿恙又发，乃嘱兼服犀黄醒消丸，以一两五钱分作五服，服后腥臭全去，但有绿色之痰，复制一料服之乃愈而不复来诊。

咳而胸满，振寒，脉数，咽干不渴，时出浊唾腥臭，久久吐脓如米粥者，为肺痈，桔梗汤主之。

桔梗汤

桔梗一两　甘草二两

上二味，以水三升，煮取一升，分温再服，则吐脓血也。

此论肺痈成脓期之证治。

凡痈疡成脓之初，每易振寒，振寒者，寒栗而身振，风热在肺，皮毛不固，正邪相争之象也。痈欲成脓，热势必张，故脉数，热熏于肺，未及于胃，故咽虽干而口不渴，热毒铄金腐肉，津液备受煎熬，故时出浊唾腥臭，久久吐脓如米粥。痈已成脓，津气已虚，则治宜桔梗汤，排脓去腐以泻热毒。

桔梗排脓之外，又善清咽利膈，故《肘后方》传其为喉痹神效方，凡咽喉不利涎热而黏腻，胸膈满闷而痛者服之即消。

咳而上气，此为肺胀，其人喘，目如脱状，脉浮大者，越婢加半夏汤主之。

越婢加半夏汤

麻黄六两　石膏半斤　生姜三两　大枣十五枚　甘草二两　半夏半升

上六味，以水六升，先煮麻黄，去上沫，内诸药，煮取三升，分温三服。

此再论肺胀之证治法。

肺胀表现，非止一端。咳而上气，喉中如水鸡声者，寒饮之肺胀，治以射干麻黄汤；咳而上气，时时吐浊，但坐不得卧者，浊痰壅肺之肺胀，治以皂荚丸；咳而上气，脉浮者病偏上偏表，治以厚朴麻黄汤，而脉沉者，则病偏里偏下，而治以泽漆汤；大逆上气咽喉不利者，肺胃火盛之肺胀，治以麦门冬汤；此咳而上气，喘，目如脱状，脉浮大者，则肺胀之又一见证，乃因风热挟水饮，上壅于肺，肺气上逆，故上气而喘，痰热上涌，气血壅滞，脉络不通，故目如脱状。治以越婢加半夏汤。

此乃肺胀之重症急症，陈灵石曰：肺胀原风水相搏，热气奔腾，上蒸华盖走入空窍，故咳而上气喘，目如脱状，其脉浮大者，风为阳邪，鼓荡于其间故也，方用麻黄、生姜，直攻外邪，石膏以清内热，甘草、大枣，补中气，加半夏降痰气以开闭塞之路，俾肺窍中之痰涎净尽，终无肺痈之患也。

肺胀，咳而上气，烦躁而喘，脉浮者，心下有水，小青龙加石膏汤主之。

小青龙加石膏汤

小青龙加石膏汤方：千金证治同，外更加胁下痛引缺盆

麻黄　芍药　桂枝　细辛　甘草　干姜各三两　五味子　半夏各半升
石膏二两

上九味，以水一斗，先煮麻黄，去沫，内诸药，煮取三升，强人服一升，羸者减之，日三服，小儿服四合。

此论肺胀之又一证治。

此种肺胀，于咳而上气，烦躁而喘，脉浮之下，仲景特别指出曰：心下有水。则知是胃中水饮为患。水饮停于胃中，水气上逆故咳，上气而喘，水气不化，久郁则生热，故烦躁、脉浮。治以小青龙汤，发表宣肺，分化水饮，而加石膏以清郁热。

乡下此病甚多，俗称"老痰喘"或"喝喽"病，西医所谓慢性支气管炎者是也，以其痰饮停于膈间、心下，久郁化热，每逢天气卒变，或入冬

之初，或夏热方起，即咳喘上气，痰不吐尽，上气不已，咳喘不减，服此甚效。

肺胀病中，亦有西医之"慢阻肺"，有一赵姓妇，自十几岁开始，每年咳嗽少则三个月，多则半年，每年至少三次去医院输抗生素，2014年经某医院诊断为慢性阻塞性肺炎，余诊其咳嗽痰多，痰液发黄，经常口干口渴，脉弦而数，与小青龙加石膏汤二十余剂而愈。

附方

《外台》炙甘草汤治肺痿，涎唾多，心中温温液液者。（方见虚劳）

本方出于《外台》第十七卷肺痿门，引伤寒论，次于甘草干姜汤之后，其方桂枝作桂心二两，大麻子仁半升，阿胶三两炙，大枣四十枚，余同伤寒之炙甘草汤。其治虚劳心悸可谓神效，而用于肺痿，亦称神方。盖肺痿病因于肺中津液枯燥，肺叶凋敝而痿而成，而肺叶之所以痿者，乃源于后天脾胃之不治也。后天不治，脾不能为胃输其津液，则水液停于胃脘不化，即使输至于肺，肺又不能敷布，故频唾涎沫，心中温温液液。炙甘草汤调养脾胃，扶阳益阴，养荣和卫，生津润燥，则肺叶得润而展，其主气、司呼吸、宣发肃降、通调水道、朝百脉而主治节之功能皆可恢复如初也。

甘草汤

甘草二两

上一味，以水三升煮减半，分温三服。

甘草一味，功胜百药，味甘性平，气和质纯，乃扶弼乾坤，振复元气，通行十二经络，补益五脏六腑之宝丹。喻嘉言曰：乃从长桑君以后相传之神方，历代内府御院，莫不珍之。盖和其偏，缓其急，化其毒，卓然奉之为先务。故《千金》载之以治肺痿也。

《千金》生姜甘草汤治肺痿咳唾涎沫不止，咽燥而渴。

生姜甘草汤

生姜五两　人参三两　甘草四两　大枣十五枚

上四味，以水七升，煮取三升，分温三服。

此方亦出《千金》肺痿门，再详土金相生之义，内经云治痿当从阳明起手，于甘草汤中更加人参、大枣、生姜，以和脾胃，扶坤元，胃能内，脾能运，气血生化不穷，源源不断，则肺痿自复。

《肘后方》载其治肺痿咳嗽，吐涎沫，心中温温烦躁而不渴；《外台秘要》载其疗肺痈，时时寒热，两颊赤，其法是每日晚取童子小便（其童子勿令吃五辛），去初末少许，用五合，再取上好甘草，如病人中指长四节，炙熟内小便中置于静闲处露一夜，其上横一小刀，明早平旦，去甘草顿服之，每日一剂。

《千金》桂枝去芍药加皂荚汤治肺痿吐涎沫。

桂枝去芍药加皂荚汤

桂枝三两　生姜三两　甘草二两　大枣十枚　皂荚（去皮子，炙焦）一枚

上五味，以水七升，微微火煮取三升，分温三服。

此方恐非治肺痿方，皂荚性躁烈峻猛，为攻逐痰浊之剂，肺痿无论痰涎多少，皆属虚证，岂可用此虚虚之剂！若肺痈初起，荣卫失和而痰浊壅盛者，或可用之。

《外台》桔梗白散治咳而胸满，振寒，脉数，咽干不渴，时出浊唾腥臭，久久吐脓如米粥者，为肺痈。

桔梗白散

桔梗　贝母各三分　巴豆（去皮，熬研如脂）一分

上三味为散，强人饮服半钱匕，羸者减之。病在膈上者，吐脓血，在膈下者泻出，若下多不止，饮冷水一杯则定。

此治痰浊胶厚，壅塞于胸膈或胃脘而咳吐难出，以及肺痈化脓而时出浊唾腥臭，久久吐脓如米粥者之剂也。桔梗开提肺气、化痰排脓，贝母清热散结、利肺化痰，巴豆性热峻猛，攻结破瘀，三味合力，则开结祛痰，破痈排脓，势若破竹。其体壮证实者用之无疑，而体弱证虚者则慎勿轻试。

《千金》苇茎汤治咳有微热，烦满，胸中甲错，是为肺痈。

苇茎汤

苇茎二升　薏苡仁半升　桃仁五十枚　瓜瓣半升
上四味，以水一斗，先煮苇茎得五升，去滓，内诸药，煮取二升，服一升，再服，当吐如脓。

此亦排脓疗痈之方，其力不峻不缓，介于桔梗与桔梗白散之间，甚为稳妥。苇茎味甘气凉，通肺络而泻肺热，薏仁性寒气降，养肺气而去湿热，桃仁活血祛瘀，活肺络而行瘀血，瓜瓣当是冬瓜子，其味甘性寒，全生气而排脓痰，合而成剂，乃为肺痈之良剂。

肺痈，胸满胀，一身面目浮肿，鼻塞清涕出，不闻香臭酸辛，咳逆上气，喘鸣迫塞，葶苈大枣泻肺汤主之。（方见上，三日一剂，可至三四剂，此先服小青龙汤一剂，乃进）。

此论肺痈将成之证治。
肺痈一病，常因痰浊阻肺，郁热蕴肺，肺气不利，肺窍不通，荣卫不通，气血壅塞而致。此见胸满胀、一身面目浮肿者，肺气之不利也；鼻塞清涕出，不闻腥臭酸辛者，肺窍之不通也；咳逆上气，喘鸣迫塞者，荣卫不通，肺气之上逆也。此皆肺痈将发之征兆，故宜葶苈大枣泻肺汤去其壅滞，逐其痰浊，则痈或不发也。

奔豚气病脉证并治第八

师曰：病有奔豚，有吐脓，有惊怖，有火邪，此四部病，皆从惊发得之。

此论奔豚、吐脓、惊怖、火邪四病之起因。

奔豚者，其病发作如豚之奔突状也；吐脓者，口吐脓液也；惊怖者，心神摇荡，惊恐怖惧也。火邪者，因火而致之诸病也。此四种病，皆因惊而发，以惊则扰动心肝之火，心肝火动，则或气逆上奔而为奔豚；或腐筋烂肉而吐脓血；或扰神乱志，动魂惊魄，而为惊怖；或焱腾血气，使之洪溢，而为吐血、衄血、清血、身黄、身体枯燥、筋伤骨焦、口干咽烂、谵语诸证。

师曰：奔豚病，从少腹起，上冲咽喉，发作欲死，复还止，皆从惊恐得之。

此论奔豚病因与病状。

奔豚者，形其病如豚之奔也。贲豚之发，责之肝肾，肾居下焦，脊柱两旁，肝脉环阴器，循于少腹，肾不制水，则水气上逆，或肝不疏泄，则气机上逆，二者皆从少腹起，而如豚之上奔，直至咽喉，顶撞气塞，故发作欲死，若逆气下降则复归肝肾而病已。此病之发，多从惊恐而致，以惊则气乱，恐则气下也。

奔豚，气上冲胸，腹痛，往来寒热，奔豚汤主之。

奔豚汤

甘草　芎藭　当归各二两　半夏四两　黄芩二两　生葛五两　芍药二两　生姜四两　甘李根白皮一升

上九味，以水二斗，煮取五升，温服一升，日三夜一服。

此论奔豚之证治。

气上冲胸，乃气从少腹上逆而冲于胸，腹痛，谓大小腹具痛，此二证皆奔豚病之主证，往来寒热，是少阳之气不和。少阳者通于肝，肝气逆则祸及少阳，故此奔豚乃肝逆之奔豚也。治以奔豚汤。以甘草缓肝之急，芎劳以疏肝之郁，当归养肝之血，黄芩清肝之热，芍药敛肝之横，生葛润肝之燥，半夏、李根白皮降肝之逆，更辅生姜通行十二经络，经气流通，则郁结即散，而冲逆自降矣。

【病例26】摘自《清代名医医案精华·张仲华》。

一人少腹块垒，上攻及脘，其力猛而势剧，转瞬之间，腹鸣响则块垒一阵向下，即平证名奔豚者，因其性情踪迹行止类似江豚耳。然考其证有三，犯肺之奔豚，属心火；犯心之奔豚，属肾寒；脐下悸欲作奔豚者属水邪。今系肾水穷邪所获，体属阳亏所致，拟真武汤参奔豚汤意。

茯苓五钱　归川芎五分　附子尾一钱　小茴五分　附子五分　白芍一钱　半夏一钱　橘核三钱　李根皮一两

【病例27】摘自《经方实验录》。

平姓妇，新产，曾有仇家到门寻衅，毁物谩骂，恶声达户外，妇大惊怖，嗣是少腹即有一块，数日后，大小二块，时上时下，腹中剧痛不可忍，日暮，即有寒热。余初投以炮姜、熟附、当归、川芎、白芍二剂，稍愈后，投以奔豚汤二剂而消。

发汗后，烧针令其汗，针处被寒，核起而赤者，必发奔豚，气从少腹上至心，灸其核上各一壮，与桂枝加桂汤主之。

桂枝加桂汤

桂枝五两　芍药三两　甘草（炙）二两　生姜三两　大枣十二枚

上五味，以水七升，微火煮取三升，去滓，温服一升。

此论烧针引发肾气奔豚之证治。

发汗之后，阳随汗泄，复用烧针责汗，则阳气更虚，此阳气乃肾中之真阳，先天之动气也。一阳而居二阴之中，阳气盛则阴自安，阳气虚则阴气盛，阴胜则逆，复加外寒从针处乘虚而入，一则针处起赤核，一则引动肾中阴气，合而为邪，邪水无制而上凌于心，发生奔豚。治之之法，外用艾灸所起之核，以散其寒，更内服桂枝加桂汤，益火之源而消阴翳，则奔豚可平。

【病例 28】摘自《经方实验录》。

刘右，初诊九月十六，始病中脘痛而吐水，自今年六月日晨泄，有时气从少腹上冲，似有瘕块，气还则不觉，此但肝郁不调，则中气凝滞，可治，宜吴茱萸汤合理中。

淡吴萸四钱　生潞参五钱　干姜三钱　生白术三钱　生姜三片　红枣十二枚

二诊九月十八，两服吴萸合理中汤，酸味减而冲气亦低，且晨泄已痊愈，惟每值黄昏吐清水一二口，气从少腹挟痞上冲者或见或否，治宜从欲作奔豚例，用桂枝加桂汤更内半夏以去水。

川桂枝三钱　白芍三钱　生草五分　桂心一钱五分　制半夏五钱　生姜五片　红枣七枚。

服后痊愈。

发汗后，脐下悸者，欲作奔豚，茯苓桂枝甘草大枣汤主之。

茯苓桂枝甘草大枣汤

茯苓半斤　甘草（炙）二两　大枣十五枚　桂枝四两

上四味，以甘澜水一斗，先煮茯苓减二升，内诸药，煮取三升，去滓，温服一升，日三服。甘澜水法：取水二斗，置大盆内，以勺扬之，水上有珠子五六千颗相逐，取用之。

此论汗伤心阳致欲作奔豚之证治。

汗为心液，而化于阳，发汗后致脐下悸动者，缘汗之过多当而损伤心阳，心阳通于肾阳，肾阳居于坎中，周围一片汪洋，阳伤不能制水，阴水蠢蠢欲动，则欲作奔豚。故奔豚将作，必先脐下忐忑悸动也。当治以茯苓桂枝甘草大枣汤，以温阳化水而防患于未然。

方中君用茯苓之甘淡渗水，导水下行，辅用桂枝之温通扶阳而平冲，再配甘草、大枣之醇和培土建中以治水，此方之妙，尤在煮药以甘澜水，阴中激阳，引水下行，则欲奔之豚自无趣而休矣。

胸痹心痛短气病脉证并治第九

师曰：夫脉当取太过不及，阳微阴弦，即胸痹而痛，所以然者，责其极虚也。今阳虚知在上焦，所以胸痹心痛者，以其阴弦故也。

此论胸痹心痛之因机脉证。

脉之太过与不及，言脉之盛大与弱小，脉盛大者为太过，过者，过于常脉之象，为邪气盛之脉；脉弱小者为不及，不及者，不及于常脉之象，为正气虚之脉；阳微阴弦者，即浮取脉微或寸取脉微为阳微，而沉取脉弦或尺部脉弦者为阴微；浮微、寸微者上焦阳气之虚也，是为不及；沉弦、尺弦者下焦阴邪之盛也，是为太过；人而见此脉，证即胸痹而痛。胸痹，胸中窒塞不通，痛则窒塞之甚也。责其因机，在于阳虚阴乘，阳气者，常居上焦，以煦心肺，上焦阳虚则下焦之阴寒乘隙上乘，心肺为寒邪所阻，胸中之大气不通，故而胸痹心痛。文后再提"以其阴弦故也"，乃言胸痹心痛之证重在阳虚而阴寒之邪上乘也。

平人无寒热，短气不足以息者，实也。

此论短气不足以息之属于实证者。

平人，即常人，素健无病之人也。身体向来健康之平人无发热恶寒诸证，而卒然短气不足以息者，乃痰食中阻，气机不通，故曰实证。

胸痹之病，喘息咳唾，胸背痛，短气，寸口脉沉而迟，关上小紧数，栝蒌薤白白酒汤主之。

栝蒌薤白白酒汤

栝蒌（捣）一枚　薤白半升　白酒七升

上三味，同煮，取二升，分温再服。

此论胸痹病之证治。

胸痹之病，病在胸中，西医之"冠心病"即属此病之一种。其所见之喘息咳唾，胸背痛，短气诸证，皆胸中阴霾充塞，阳气郁而不申所致。胸中，犹如晴空，清空旷畅，则气机流畅，津血四布；阴霾，即痰浊污秽之物，阴霾阻于胸中，则肺失清肃之令，气机升降受碍，气血瘀塞不通，因而喘息咳唾，而短气；胸者背之府，阴霾塞胸，则胸痛而连背也。寸口脉沉而迟者，谓寸部之脉沉而迟，胸中大气涩而不行之象，关上小紧数者，中焦之寒湿痰浊壅盛，且有郁而化热之象，故治以栝蒌薤白白酒汤。方以栝蒌肃肺通肠，涤痰浊、泻污垢，薤白、白酒，引药上行，宣通胸阳，散结祛秽，俾胸阳一开，阴霾四散，气血宣行，则诸证即已。

【病例 29】摘自《吉益氏医论医案》。

一妇人，胸中痛，烦闷莫可奈何，切而按摩之，则其痛移于背，饮食药汁不下，若下咽，必痛甚，一身肉脱，脉微细，与瓜蒌薤白白酒汤，服之二三贴痛大退，饮食得下咽，尔后经十余日，痛再发，以粉蜜汤作丹兼用之，不几日而痊愈。

胸痹不得卧，心痛彻背者，栝蒌薤白半夏汤主之。

栝蒌薤白半夏汤

栝蒌实一枚　薤白三两　半夏半升　白酒一斗

上四味，同煮，取四升，温服一升，日三服。

此论胸痹病重症之证治。

胸痹病证，表现非一。上条言胸痹，喘息咳唾，胸背痛，短气，是浊阴塞胸，肺气不利。此条言胸痹不得卧，心痛彻背，则是浊阴塞胸，而心亦为之病矣。不得卧者，心痛甚而不得卧也，心痛彻背，因心痛而牵及背部，治以栝蒌薤白半夏汤者，重在治痰也。此因痰浊塞胸，心阳被抑，心血受阻，痰血交阻而病故如此。故仍以瓜蒌薤白白酒汤宣通胸阳，更增半夏，助栝蒌以开结滞而祛痰浊。

【病例30】摘自《继志堂医案》。

胸痛彻背，是名胸痹，痹者，胸阳不旷，痰浊有余也，此病不惟痰浊，且有瘀血交阻膈间，所以得食梗痛，口燥不欲饮，便坚且黑，脉形细涩，昨日紫血从上吐出，实非顺境，必得下行为妥。

全栝蒌　薤白　旋覆花　桃仁　红花　瓦楞子　元明粉　合二陈汤。

【病例31】摘自《环溪草堂医案·王旭高》。

胸中为阳之位，清阳失旷，则胸痹而痛，下午属阴，故痛甚也，用苓桂术甘汤加味。

茯苓　甘草　桂枝　白术　瓜蒌　薤白　半夏　陈皮　干姜　白蔻
再诊：胸痹痰饮，脘痛甚则呕酸，脉细，胃阳不布先以通阳。

吴萸　干姜　白蔻　炙草　桂枝　瓜蒌　枳实　半夏　茯苓　陈皮

胸痹，心中痞，留气结在胸，胸满，胁下逆抢心，枳实薤白桂枝汤主之，人参汤亦主之。

枳实薤白桂枝汤

枳实四枚　厚朴四两　薤白半斤　桂枝一两　栝蒌（捣）一枚
上五味，以水五升，先煮枳实、厚朴取二升，去滓，内诸药，煮数沸，分温三服。

人参汤

人参　甘草　干姜　白术各三两

上四味，以水八升，煮取三升，温服一升，日三服。

此论胸痹病因于脾胃之证治。

胸痹病，病虽发于胸中，其因或在于脾胃，或痰食停积脾胃，或脾胃阳虚寒阻，皆可致之。心中痞，即胃脘中痞塞不通，仲景所言心下、心中，皆谓胃脘而言。胃为水谷之海，其性以下降为顺，而胃之所以能降，则赖阳气之温化腐熟水谷，倘胃中阳虚，不能温化腐熟，则胃气不得下行，反而逆上于胸，故曰留气结在胸。气结于胸，阴浊停积则胸满而为胸痹，胸胁相连，肝脉循于两胁，则肝气又因胸中气结，不得疏泄，便逆而上抢心，抢心者，冲逆于心也。此详胸痹之因于胃气不降而病也。曰枳实薤白桂枝汤主之，人参汤亦主之者，同病异治之法，以心中痞，留气结在胸之证同而病因不一也。

倘痰食停积胃脘而致心中痞，胸满胁下逆抢心者，是属痰食停积之胸痹，治以枳实薤白桂枝汤，以枳实消积化滞，厚朴宽胀去满，栝楼实祛痰涤浊，薤白、桂枝温通阳气；倘单因脾胃阳虚，无力运化，寒气痞塞而致心中痞，胸满胁下逆抢心者是为脾胃虚寒之胸痹，则治以人参汤，人参汤即理中汤，乃温中散寒，健脾和胃之剂，乃仲景治中焦虚寒之良丹。

胸痹，胸中气塞，短气，茯苓杏仁甘草汤主之，橘枳姜汤亦主之。

茯苓杏仁甘草汤

茯苓三两　杏仁五十个　甘草一两

上三味，以水一斗，煮取五升，温服一升，日三服。不差更服。

橘枳姜汤

橘皮一斤　枳实三两　生姜半斤

上三味，以水五升，煮取二升，分温再服。肘后千金云：治胸痹，胸中愊愊如满，噎塞习习如痒，喉中涩唾燥沫。

此再论胸痹轻证同病异治之法。

胸中窒塞不通为胸痹，若仅窒塞，短气，并不疼痛，则胸痹之轻证。治之者，求其所因，倘属脾虚不运肺不宣降而致，宜茯苓杏仁甘草汤，扶脾气而宣肺气；倘因脾胃气滞而致，则宜橘枳姜汤行脾胃之气滞。

【病例 32】

仲景所论胸痹，亦有西医之慢阻肺。2017 年 9 月，有一人名杨周关，1952 年 5 月出生，咳嗽气短胸闷年余，经两家大医院诊断，均诊为"慢性阻塞性肺炎"，前后在某医院住院治疗三次，病情未见改善。余诊为"胸痹"病，服茯苓杏仁甘草汤合橘枳姜汤，加附子、干姜、当归，十四剂而诸证若失。

胸痹缓急者，薏苡附子散主之。

薏苡附子散

薏苡仁十五两　大附子（炮）十枚
上二味，杵为散，服方寸匕，日三服。

此论胸痹病缓急发作之证治。

胸痹缓急，谓胸痹时发时休，时轻时重也，发则或喘息咳唾，胸背痛，短气，或胸痛彻背，或心痞胸满胁下逆抢心，或胸塞气短，休则一如常人，或证形轻缓，痛苦不甚，此属发作性之胸痹也。治以薏苡附子散者，斯乃阳虚不化，寒湿内阻，经脉不通所致之胸痹。以薏苡祛湿健脾，以附子温阳散寒。

心中痞，诸逆，心悬痛，桂枝生姜枳实汤主之。

桂枝生姜枳实汤

桂枝三两　生姜三两　枳实五枚

上三味，以水六升，煮取三升，分温三服。

此亦论胸痹之因于胃者之证治。

心中痞，胃脘痞塞不宽也；诸逆，或胃气上逆而呕吐，或肝气上逆而胸胁逆满，或肺气上逆而咳喘胸胀；心悬痛，非心脏悬痛，实指胃痛如悬起状。此因胃中气寒，水湿积食摇曳胃中而致，治以桂枝温通胃阳，生姜温化水湿，枳实化积消食。

心痛彻背，背痛彻心，乌头赤石脂丸主之。

乌头赤石脂丸

蜀椒（一法二分）一两　附子（一法一分）半两　干姜（一法一分）一两　赤石脂（一法二分）一两　乌头（炮）一分

上五味，末之，蜜丸如桐子大，先食，服一丸，日三服。不知稍加服。

此论心痛之证治。

此胸痹病，症结在心。心痛彻背，由心痛而牵引及背，背痛彻心，是由背痛而牵引及心也。此因心阳不足，寒阻心脉，心血瘀阻不通所致，故用乌头、附子、干姜之大辛大热，急逐阴寒而回生阳，用蜀椒引火归元，补右肾命门之火而通脉络，用赤石脂之甘温酸涩，色赤入血而收心阳气。

肘后方载此方能治久患胃痛不能饮食，头中疼痛；寿世保元载此方可治寒邪冷气入乘心络，或脏腑暴感风寒上乘于心，令人卒然心痛或引背膂，甚则经年不瘥，即用此方加官桂，每服二十丸，温水下，痛不止者加至五十丸。

九痛丸治九种心痛。

九痛丸

附子三两　巴豆（去皮心，熬研如脂）一两　生狼牙（炙香）一两
人参　干姜　吴茱萸各一两。

上六味，末之，炼蜜丸如桐子大，酒下，强人初服三丸，日三服，弱者二丸，
善治卒中恶，腹胀痛，口不能言；又治连年积冷流注心胸痛，并冷肿上气，
落马坠车，血疾等皆主之。忌口如常法。

九种心痛，一曰虫痛，二曰注痛，三曰气痛，四曰血痛，五曰悸痛，
六曰食痛，七曰饮痛，八曰冷痛，九曰热痛。程云来云：虽分九种，不外
积聚、痰饮、结血、虫注、寒冷而成。心痛，乃指胃脘及心包络及胸部之
疼痛，若真心痛则为不治之症。九痛丸所用药物性温气热，逐瘀散寒，力
能攻积散结止痛，古人常制丹丸，随身携带，以救不备。

腹满寒疝宿食病脉证治第十

跌阳脉微弦，法当腹满，不满者，必便难，两胁疼痛，此虚寒从下上也，以温药服之。

此论弦脉主病和治法。

跌阳，为足阳明胃经之脉，主诊脾胃之疾；微弦脉者，微为阳气虚，弦则肝气逆，弦又主寒；倘跌阳脉微弦，则为脾胃阳虚或肝气乘逆。脾胃阳虚则中寒不运，肝气乘逆则脾土气滞，故病当腹满；若腹不满，而见便难及两胁疼痛者，此仍肝气横逆，脾土受克，经络郁滞不通所致。两胁为肝脉所循行，肝主疏泄，疏泄司则两胁爽利而二便畅行，若肝气乘脾土之虚而上逆，则两胁痛、二便难，故曰虚寒从下上也。治之者，当以温药温阳散寒而理逆气也。

病者腹满，按之不痛为虚，痛者为实，可下之。舌黄未下者，下之黄自去。

此论虚实诊法及舌黄治法。

腹满一证，有虚有实，腹满而按之不痛者，腹内空虚无物，此为虚证，虚者补之，治宜补益；若按之而腹痛者，乃腹中有物滞塞，此为实证，实则泄之，治宜攻下。舌黄者，舌苔黄也，主胃有实热积聚，下之则实热去，实热去则舌黄自去。

腹满时减，复如故，此为寒，当与温药。

此论虚寒腹满之证治。

《伤寒论》曰：腹满不减，减不足言，当下之，宜大承气汤。乃论燥热积结胃肠之实证，故治以大承气汤以攻下之；此则曰：腹满时减，复如故，乃是脾胃虚寒证，以其并无实邪内积，故满减时轻松如常，以其寒气未去，故又满复如故，经曰：脏寒生满病，故当以温药温阳散寒。温药者，如理中、四逆辈。

病者痿黄，躁而不渴，胸中寒实而利下不止者，死。

此论痿黄之死证。

病者痿黄，是谓病者面色及肌肤黄瘦不泽也，此证之见，为脾虚之极，脾主肌肉，为阴中之至阴，统血之脏，赖肾阳以资助，故能肉润色朗，今见痿黄，躁而不渴，则纯属阴寒内盛，津血不化之证，加之胸中寒邪阻塞不通，利下不止，是中焦脾胃阳气败亡，阴液脱竭之象也，故主死。

寸口脉弦者，即胁下拘急而痛，其人啬啬恶寒也。

此论弦脉之主病。

寸口，谓两手三部脉，弦属肝脉，主痛主寒，肝居胁内，脉络于胁。若寸口脉见弦象，则为肝寒气滞，肝脉拘挛，故其人胁下拘急而痛，啬啬恶寒也。啬啬者，畏缩惧怕之状。

夫中寒家，喜欠，其人清涕出，发热色和者，善嚏。

此论欠与嚏之不同。

夫中寒家之中，非中伤之中，乃中焦之中，脾胃也；欠，俗谓呵欠者是，欠之与嚏，内经谓皆发于肾，肾中真阳虚而致也，肾阳虚则脾阳无资，则中焦虚寒，阴引阳入故而喜欠也，其人必面色晦暗或清白；清涕自出，是阳气不能摄内也；风寒外束皮腠，阳气郁闭不化，肺中津液贲郁而上出，倘肾中真阳振复，则卫气逐寒外出，则为嚏，其人必发热而色和。色和者，面色如常也。故欠者阳虚也，嚏者阳兴也。

中寒，其人下利，以里虚也，欲嚏不能，此人肚中寒。

此论里虚中寒之证象。

中寒，即文后之肚中寒，肚中者，腹中也。肚中寒，实即脾胃寒，脾胃之寒，有虚有实，若其人下利者，则为虚寒可知。嚏为阳气振发，驱邪外出之象，今欲嚏不能，是阳虚欲振而不振，中寒不去，可与理中以温中散寒。

夫瘦人绕脐痛，必有风冷，谷气不行，而反下之，其气必冲，不冲者，心下则痞也。

此论里虚寒者误下后之变证。

夫瘦人者，必气血久虚，不能荣养，故瘦。其绕脐痛者，是风冷邪气乘虚内干胃肠，致谷气停滞不化，腑气不行，此当温中健脾，和胃消谷。若反误下，必再伤中气，脾胃再伤，或寒气逆而上冲，成呃成哕，或气滞腹中成痞，故凡里虚寒者，慎不可下也。

病腹满，发热十日，脉浮而数，饮食如故，厚朴七物汤主之。

厚朴七物汤

厚朴半斤　甘草三两　大黄三两　大枣十枚　枳实五枚　桂枝二两
生姜五两

上七味，以水一斗，煮取四升，温服八合，日三服。呕者加半夏五合，下利去大黄，寒多者加生姜至半斤。

此论腹满兼表病之证治。

病人腹满，是腑气滞塞不通，而发热十日，脉浮而数，则在表之邪未去，饮食如故者，腑中仅为气机痞塞，并无饮食糟粕之实积。故以厚朴七物汤以理气除满，兼解表邪。

厚朴、大黄、枳实，乃小承气汤方，本为和胃理气之剂，仲景凡论小承气汤处，皆曰"和之"可知，非攻下药也；辅以甘草、大枣，一以增强和胃之功，一以协桂枝以解在表之邪。若呕者，胃气之上逆也，加半夏以降逆止呕，若下利者，乃脾胃已伤，则去峻猛疏利之大黄，以防更虚其中，若胃中多寒，则加生姜至半斤以温胃散寒。

《千金方》谓其治腹满气胀，《本草纲目》谓其治霍乱腹满，《类聚方广义》谓其治伤食吐下后，胸中不爽利，干呕，腹满，或头痛有热，以及痢疾腹满拘急，发热，腹痛剧而呕者加芍药或芒硝。

腹中寒气，雷鸣切痛，胸胁逆满，呕吐，附子粳米汤主之。

附子粳米汤

附子（炮）一枚　半夏半斤　甘草一两　大枣十枚　粳米半斤
上五味，以水八升，煮米熟汤成，去滓，温服一升，日三服。

此论寒气伤中之证治。

腹中寒气，谓中焦脾阳虚弱，肠胃寒气横逆，寒气与胃肠中水液奔迫相击，故致声响如雷，疼痛如切，并胸胁逆满而呕吐。欲止痛呕，必扶脾阳，逐阴寒，治宜附子粳米汤，君以附子之辛热，振真阳而破阴寒，辅以草、枣、粳米之甘和，补中气而缓切痛，佐以半夏辛燥，降逆满而止呕吐。

痛而闭者，厚朴三物汤主之。

厚朴三物汤

厚朴八两　大黄四两　枳实五枚
上三味，以水一斗二升，先煮二味，取五升，内大黄煮取三升，温服一升，以利为度。

此论气滞腹痛便闭之证治。

痛而闭，谓腹痛，大便闭塞不通。腹痛大便不通，其因多端，或燥热内结而腹痛便闭；或阴寒内结而腹痛便闭；或气虚不运而腹痛便闭；或水枯舟停而腹痛便闭；或气滞不行而腹痛便闭；本条之腹痛便闭，治以厚朴三物汤方，则腑实而气滞不行者也。盖厚朴三物汤，实小承气汤之变方。小承气汤旨在泻热通便，开通腑气而荡实，所治为阳明热盛汗多，肠干胃燥之大便秘结，腑气不通，浊热上扰而谵语者，故君用大黄为四两，三药同煎；而厚朴三物汤旨在行气宽胀，宣滞止痛，所治为胃肠气滞不行，而致腹痛大便闭塞不通，故君用厚朴为八两，重在行气下气，宽胀去满，臣枳实以助厚朴行气之力，且先煮朴、枳，后内大黄。此二方之所不同也。

《肘后方》谓其可治大便闭而不通者；《千金翼方》谓其治腹中热，大便不利；《类聚方广义》谓其治痢疾，腹满甚，里急后重者。诸胀之因凡气机滞塞者，服之皆效。

按之心下满痛者，此为实也，当下之，宜大柴胡汤。

大柴胡汤

柴胡半斤　黄芩三两　芍药三两　半夏（洗）半升　枳实（炙）四枚
大黄二两　大枣十二枚　生姜五两

上八味，以水一斗二升，煮取六升，去滓，再煎，温服一升，日三服。

此论心下满痛之证治。

心下满痛，即胃脘胀满而痛，非腹痛可比，乃邪在少阳阳明之分，病位之高也可知。按之方痛者，邪实初结，非结实之甚者，虽当下，而不取承气，仅以大柴胡汤和解而下之即可。

大柴胡汤方用柴胡、黄芩，和解少阳之气，疏解枢纽之结，除胃中邪热，用半夏降逆散气，化痰消痞，治心下坚满，用芍药柔肝止痛，枳实消积除满，大黄荡涤胃肠，推陈致新，更以姜枣和荣卫，安肠胃，实为心下满痛之良方。

此方用之甚广，《伤寒论》谓："太阳病过经十余日，反二三下之，后四五日，柴胡证仍在者，先与小柴胡汤，心下急，郁郁微烦者，为未解也，与大柴胡汤下之则愈。"《直指方附遗》谓其治下利，舌黄口燥，腹满作渴，身热腹胀，谵语，有燥屎，用此方后，再与木香、黄连以坚之。又谓其可治疟热多寒少，目痛易汗，脉大。《伤寒绪论》谓其治发斑已尽，外势已退，内实不大便，谵语，用此方微利之。《方机》谓其治呕吐不止，心下急，郁郁微烦者；心下痞顽而痛，呕吐下利者；心下满痛，大便不通者；以及胸胁苦满，腹拘挛，大便不通者。

腹满不减，减不足言，当须下之，宜大承气汤。

此论腹满属实之辨治法也。

腹满一病，有虚有实。虚则虽满时减，减后即快；实则满而不减，虽减而不足言，依然满而不宽。虚满当补，而实满当下，下者，可量情而选大承气汤。

心胸中大寒痛，呕不能饮食，腹中寒，上冲皮起出见有头足，上下痛不可触近，大建中汤主之。

大建中汤

蜀椒（炒去汗）二合　干姜四两　人参二两

上三味，以水四升，煮取二升，去滓，内胶饴一升，微火煎取一升半，分温再服，如一炊顷，可饮粥二升，后更服，当一日食糜，温覆之。

此论心胸寒痛之证治。

心胸中大寒痛，乃本条之着眼点。心胸中，谓胃脘及胸膺之部位，大寒痛，谓其疼痛为寒凉性疼痛，且疼痛甚为剧烈。腹中寒，为寒痛之力证，病者自觉腹部寒冷，而医者抚其腹亦感寒凉渗手，同时并见患者呕吐不能饮食，腹部出现如头如足之块状物，上下痛不可触近，极形疼痛范围与剧状，此中焦阴寒盛实，胸胃之阳，郁滞不伸，正邪相击，攻冲奔逆，故发此等症候。大建中汤以蜀椒之辛散走窜，干姜之大辛大热，温散凝结之阴寒，以人参、饴糖之甘温益气，扶中焦脾胃之元气，缓急止痛，元气振而阴寒散，则大痛自己，此与小建中汤之治又有轻重剧微之不同。

胁下偏痛，发热，脉紧弦，此寒也，以温药下之，宜大黄附子汤。

大黄附子汤

大黄三两　附子（炮）三枚　细辛二两

上三味，以水五升，煮取二升，分温三服，若强人煮取二升半，分温三服，服后如人行四五里，进一服。

此论胁下偏痛之证治。

胁下偏痛，乃病者当下之主证，偏痛者，偏于胁之一侧而痛也，发热，乃胁下偏痛之兼证，脉紧弦，明此胁下偏痛之因机，乃肝脉为阴寒凝滞所致也。盖紧脉主寒，弦脉亦主寒，而属肝脉，紧弦之脉皆主疼痛，其发热者，乃因寒凝积久，郁滞而化热也。证属寒实，故主以大黄附子汤，斯方以大黄荡积泻实，以附子扶阳破阴，以细辛散止痛，三味合用，温而行之，则破阴凝，散寒积，疏利肝气而止疼痛，其效远倍于常剂矣。

【病例33】摘自《环溪草堂医案·王旭高》。

初诊：素有肝胃气痛，兼有寒滞脘痛胀满，刻不可忍，舌苔白腻，渴不欲饮，大便似利不利，脉象沉弦而紧，按证恐属脏结，颇为阴候。非温不能通其阳，非下不能通其结，仿许学士温脾法。

干姜　附子　肉桂　姜川朴　枳实　大黄

再诊：脘腹胀满，上至心下，下连少腹，中横一纹如亚腰葫芦之状，中宫痞塞，阴阳隔绝，上下不通，势濒于危，勉进附子泻心汤，通阳以泄浊阴，冀大便得通为幸，否则恐致汗厥脱难以挽回。

附子　姜川连　酒大黄　姜川朴　长流水煎。再服备急丸（干姜、大黄、巴豆霜）七粒，砂仁汤下。

三诊：二投温下，大便仍然不通，胸腹高突，汤水下咽辄呕，肢渐冷，脉渐细，鼻扇额汗，厥脱堪忧，按结胸脏结之分在乎有寒热无寒热为别，下之不通，腹胀愈甚，乃太阴脏受戗，清阳失于运转崔行功有枳实理中一法，取去转运中阳，通便在是，挽回厥脱亦在是。

人参　枳实　炮姜　川附　陈皮　冬术

寒气厥逆，赤丸主之。

赤丸

茯苓四两　半夏（洗，一方用桂）四两　乌头（炮）二两　细辛一两

上四味，末之，内真朱为色，炼蜜丸如麻子大，先食酒饮下三丸，日再，夜一服，不知稍增之，以知为度。

此论寒气厥逆之证治。

寒气厥逆，为因寒气而厥逆，寒气者何？从方药推测，当为寒水之气也，寒水之气，生于脾土，茯苓淡渗，培土健脾，导水下行，为治水气之要药；半夏辛温，体滑性燥，既可降逆化痰，又复逐阴行水，宣通阴阳；乌头为附子之母，性轻疏而温，可温脾逐风，寒气之逆，每因于风，风行则寒随，风去则逆止；细辛辛温，温化行水；更内真朱之赤，通达火气而散阴寒，虽丸之使缓，而先食酒下，则缓而不缓，寒水之气不得少留，四肢之厥逆岂不已哉！

腹痛，脉弦而紧，弦则卫气不行，即恶寒，紧则不欲食，邪正相搏，即为寒疝。绕脐痛，若发则白汗出，手足厥冷，其脉沉弦者，大乌头煎主之。

大乌头煎

乌头大者（熬，去皮，不咀）五枚

上以水三升，煮取一升，去滓，内蜜二升，煎令水气尽，取二升，强人服七合，弱人服五合，不差，明日更服，不可日再服。

此论寒疝之证治。

腹痛而脉弦紧者，是为疝痛，此以弦紧脉而言疝病之病机，乃为阴寒之气内阻，与卫气相搏，使卫气不行，不行则不通，故致腹痛。《巢氏病源》云：阴气积于内，复为寒气所加，使荣卫不调，血气虚弱，风冷入其腹内而成疝也。寒疝而绕脐痛者，阴寒邪气搏击于胃肠，疼痛至甚，则致白汗出，白汗者，冷汗也。寒疝病机在寒气阻塞，阳气不通，故于脐腹疼痛之际，并见恶寒、不食、手足厥冷诸证，治以大乌头煎。

大乌头煎单用乌头者，以其中空，以气为用，开发腠理，抉壅通痹，使阴寒之气一鼓而散，乃为出奇制胜之剂。阴寒去则阳气伸，诸证即已。

《类聚方广义》云：寒疝腹中痛，叫呼欲死，面色如土，冷汗淋漓，厥冷烦躁，脉弦迟者，用此方后吐水数升，其痛立止。此治西医所谓之"肠痉挛、胃痉挛"效果非常，余曾屡试不爽。

寒疝腹中痛及胁痛里急者，当归生姜羊肉汤主之。

当归生姜羊肉汤

当归三两　生姜五两　羊肉一斤

上三味，以水八升，煮取三升，温服七合，日三服。若寒多，则加生姜成一斤，痛而多呕者，加橘皮二两，白术一两，加生姜亦加水五升，煮取三升二合，服之。

此论寒疝胁痛里急之证治。

寒疝以疼痛为主证，以阴寒内盛为主因，寒疝而绕脐痛者，症结在胃肠，治以大乌头煎；此则胁痛里急，则阴寒之气搏击在胁在肝，肝主藏血，血虚则里急，故治以当归生姜羊肉汤。《阴阳应象大论》云：形不足者温之以气，精不足者补之以味。方中生姜、当归，所以温之以气也，羊肉，所以补之以味也，若其人胁痛里急而呕者，脾胃健运有碍，故加橘皮、白术所以健运脾胃而助消化也。斯方应用甚广，凡血虚血寒诸恙皆可服之，若心肝血虚，冲任血虚不足者，可用此方加大枣、阿胶、桂圆浓煎为膏以服。

【病例34】摘自《本草衍义》。

一产妇当冬月，寒气入产门，脐下胀满手不敢犯，此寒证也，一医欲治以抵当汤，谓其有瘀血，尝教之曰非其治也，可服仲景羊肉汤少减水服遂愈。

寒疝，腹中痛，逆冷，手足不仁，若身疼痛，灸、刺、诸药不能治，抵当乌头桂枝汤主之。

乌头桂枝汤

乌头

上一味，以蜜二升，煎减半，去滓，以桂枝汤五合解之，得一升后，初服二合，不知，即服三合，又不知，复加之五合。其知者，如醉状，得吐者，为中病。

桂枝汤

桂枝（去皮）三两　芍药三两　甘草（炙）二两　生姜三两　大枣十二枚

上五味，㕮，以水七升，微火煮取三升，去滓。

此论寒疝腹痛，而灸刺诸药不能治之证治。

阴寒内阻，阳气不通，正邪相搏，疝塞腹内，故腹痛；阳气被阻，不得宣通，故逆冷；荣卫不行，气血不通，故手足不仁，身疼痛；灸、刺、诸药不能治，乃知邪之盛，病之深，已非常法所可治。仲圣乃将大乌头汤与桂枝汤，二方合一，一以自内逐阴散寒而宣通阳气，一以自外和荣调卫而疏达血脉，则不能治者可治矣。

《三因方》云：乌头桂枝汤治风寒疝，腹中痛，逆冷，手足不仁，身体疼痛，以及贼风入腹，攻刺五脏，拘急不能转侧，阴缩，均效。一法，不用乌头，只用附子一枚，用蜜煎，名蜜附汤。

《腹证奇览》云，此方治脐下见大筋，如张弓弦，其筋挛引至睾丸，或股际，或及上腹，腹痛如绞，或有绕脐成一块者，是寒疝兼气血之不和，服之辄效。

其脉数而紧乃弦，状如弓弦，按之不移；脉数弦者，当下其寒；脉紧大而迟者，必心下坚；脉大而紧者，阳中有阴，可下之。

此论脉以求治法。

疝痛之人，脉多紧弦，其动急疾近于数，惟数在脉跳之至数，而紧在脉来之形状，故曰脉数而紧乃弦，是弦脉函紧数之象也。弦主疼痛，多因寒气凝滞，故治寒凝之疼痛当下其寒，下者祛也，如附子、干姜、肉桂之类，非攻下之下。若脉紧大而迟，则是实邪坚积，阻于肠胃，气血不畅，胃肠属于手足阳明，为阳，而坚积之邪属阴，故曰阳中有阴，当攻下以驱其坚积也，如承气汤辈。

附方

《外台》柴胡桂枝汤治心腹卒中痛者。

柴胡桂枝汤

柴胡四两　茯苓　人参　芍药　桂枝　生姜各一两半　甘草一两　半夏二合半　大枣六枚

上九味，以水六升，煮取三升，温服一升，日三服。

此小柴胡汤去黄芩，合桂枝而加茯苓之方，功擅疏解枢机，和调阴阳，宣通气血，开痹解郁，故凡气机郁结，气血滞塞，荣卫不调，所致之心腹卒痛，皆可服之。

《外台》走马汤治中恶，心痛，腹胀，大便不通。

走马汤

杏仁二两　　巴豆（去皮心熬）二枚

上二味，以绵缠捶令碎，热汤二合，捻取白汁饮之，当下。老少量之，通治飞尸鬼击病。

此方乃攻逐寒积，治疗中恶腹痛大便不通之良药，中恶者，卒然受异邪恶气侵袭也。杏仁宣肺以疏肝，巴豆驱寒以破积，白汁热汤，既助杏豆散寒之力，又复安胃和中解巴豆之毒。卒然之间，心腹胀痛、急痛不可忍者，服之常可立时取效，故曰走马汤。

问曰：人病有宿食，何以别之？师曰：寸口脉浮而大，按之反涩，尺中亦微而涩，故知有宿食，大承气汤主之。

此论宿食之诊治。

宿食者，饮食宿积在胃，胃失内化而致。寸口脉浮大，寸口者，寸部之脉；浮大，洪浮有力之脉，即滑脉也，按之反涩者，谓沉取反见涩滞不利；尺中亦微涩，谓尺部亦微见涩象，浮大者，阳明胃气盛争之象，涩者，胃肠腑气滞塞之象，见此脉者，仲景谓当作宿食断。治以大承气汤者，意在推荡胃肠之积滞也。

脉数而滑者，实也，此有宿食，下之愈，宜大承气汤。

此再论宿食之诊治。

上条言，寸口脉若浮取浮大，沉取反涩，作宿食断；此条谓脉见数滑，亦宿食之脉也，数滑之脉，食积胃中，阳明气盛，亟欲消化所宿之食也。宿食当下，故宜选大承气汤以推荡之。

下利不欲食者，有宿食也，当下之，宜大承气汤。

此仍论宿食之证治。

前论宿食之脉，此论宿食之证，食宿胃中不化，脾气疲惫，故不欲食，食伤肠道，故下利，宿食去则下利止而食欲振，故亦宜大承气汤。

宿食在上脘，当吐之，宜瓜蒂散。

瓜蒂散

瓜蒂一分熬黄　赤小豆（煮）一分

上二味，杵为散，以香豉七合，煮取汁，和散一钱匕，温服之，不吐者，少加之，以快吐为度而止。

此论食宿上脘之证治。

食宿上脘，必胸膈胀满，嗳腐呕恶，《内经》曰：其上者，因而越之。故以瓜蒂、赤小豆为散，香豉煮汁和服以催吐之。

脉紧，如转索无常者，有宿食也。

此再论宿食之脉诊法。

宿食之脉，非为一端，寸口脉浮大，按之反涩，尺中亦微涩者，宿食也；脉数而滑者，亦宿食也；此言脉紧，如转索无常者，亦宿食也，必见宿食之证，如倒饱嘈杂，嗳腐吞酸，脘腹胀满等，方可诊为宿食，不然，单见紧脉，则非宿食，以紧脉亦常见于风寒外感也。

脉紧，头痛风寒，腹中有宿食不化也。

此论紧脉之主病。

上条脉紧如转索无常者，诊为宿食，此则内伤于食而复外感风寒，内则脘腹胀满不欲饮食，外则头痛发热恶寒，身楚不舒，治宜外散风寒，内消化饮食，如藿香正气，平胃散之类。

五脏风寒积聚病脉证并治第十一

肺中风者，口燥而渴，身运而重，冒而肿胀。

此论肺中风之证候。

肺中风，言肺为风邪所伤也。肺为相傅之官，主气，主宣发肃降，主通调水道，主朝血脉，主一身之治节；风为阳邪，其性轻扬散乱，风伤于肺，则津消不布，故口燥而渴，气随风乱，则身运而重，身运者，如坐舟车中，飘荡不稳也；肺不肃降，气逆而上，水道失司，水气泛滥，故头目昏冒而水肿也。

肺中寒者，吐浊涕。

此论肺中寒证。

肺中寒者，肺为寒邪所伤也。寒为阴邪，其性凝滞，易伤阳气，凡肺所司诸职，皆缘阳气所为，肺中阳气既为寒伤，则诸职不行，经云：寒气生浊，则津液聚而不化，凝结而为浊涕也。

肺死脏，浮之虚，按之弱如葱叶，下无根者，死。

此论肺死脏之脉象。

此以下所论诸脏之死脏，皆言诸脏之真脏脉，经言：真脏脉见者死。是谓真脏之脉不可见也。浮之虚，谓轻手而得之脉，虚散无力；按之弱如葱叶，为重手而得之脉，如葱叶之软弱，下无根者，谓尺中之脉空虚无根也。此为散脉，即肺之真脏脉，真脏脉见，真气将竭，故其人必死。

肝中风者，头目瞤，两胁痛，行常伛，令人嗜甘。

此论肝中风之证候。

肝中风者，肝为风邪所伤也。肝属木，为刚脏，将军之官，其性升发，主司气机，调畅谋虑，主筋藏血，行于两胁，开窍于目。风邪伤肝，则肝从木化而生风，风性善动，故头目瞤动；肝脉为风所扰，筋脉疗戾，故两胁痛而行常伛；风伤于肝，肝脉挛急，经曰：肝苦急，急食甘以缓之，故令人嗜甘。

肝中寒者，两臂不举，舌本燥，喜太息，胸中痛，不得转侧，食则吐而汗出也。

此论肝中寒证。

肝中寒者，肝为寒邪所伤也。肝主筋，其脉络连于舌本，疏泄气机而喜条达；寒为阴邪，性主收引；其伤于肝，则筋脉挛急，故两臂不举；肝为寒凝，则肝阴不化，津液不行，故舌本燥；寒阻于肝，则气机郁滞不伸，故喜太息，胸中痛，不得转侧；肝寒而郁，易伤犯脾胃，脾胃伤则谷不化，故食则吐而汗出也。

肝死脏，浮之弱，按之如索不来，或曲如蛇行者，死。

此论肝之死脉。

肝主春，性属木，其脉法当㮰弱轻虚而滑，端直以长，如循长竿末梢。如见脉浮而弱，按之如转索不来，或曲如蛇行，全失肝脉之平，乃为肝之真脏脉见，肝之生气将绝，故主死。

肝着，其人常欲蹈其胸上，先未苦时，但欲饮热，旋覆花汤主之。

此论肝着病之证治。

肝着，病名，着，窒碍不利、停积不化之意。肝着病乃肝气着而不利，肝血着而不行，肝之条达疏泄失职，其证，常欲人蹈其胸上，喜热饮，欲使窒碍解而气血行散也。治宜旋覆花汤以化着通滞。

心中风者，翕翕发热，不能起，心中饥，食即呕吐。

此论心中风证。

心中风者，心为风邪所伤也。心属火脏，风为阳邪，风火相煽，两阳相得，故翕翕发热；风热伤津耗气，故人困倦而不能起也；火性炎上，易伤心阴，又善杀谷，故心中饥，食即呕吐也。

心中寒者，其人苦病心如噉蒜状；剧者心痛彻背，背痛彻心，譬如蛊注；其脉浮者，自吐乃愈。

此论心中寒证。

心中寒者，心为寒邪所伤也。心主君火，火性发散；寒主收引，易伤阳气；心火为寒邪所伤，则郁于胸中，殃及于胃，自焚自灼，故病心中烧灼，如噉蒜状，甚则烧灼而痛，心者胃之上脘也，心背相系，故胸背灼痛相互牵引，如同蛊注。若其脉见浮者，乃郁火上散之象，郁火上散，则胃气随而上逆，故自吐，吐之病即愈也。

心伤者，其人劳倦，即头面赤而下重，心中痛而自烦，发热，当脐跳，其脉弦，此为心脏伤所致也。

此论心伤之脉证。

心伤者，心之阴阳气血被伤也。心为一身之大主，因阳气而动，因阴血而营。心伤者，非阳气伤，即阴血伤，阴阳气血伤，则稍劳即倦；心阴心血伤则心火上炎，心阳不足则虚火上浮故面赤，心气虚者宗气之虚也，虚则不举，故而下重，下重者，唐氏谓为脱肛者是也；气伤则滞，血伤则瘀，故心中痛而自烦；发热者，心阴之虚也，当脐跳者，心阳虚于上，肾水动于下也；心之平脉，累累如连珠，如循琅玕，今见脉弦，知心伤而病也。

心死脏，浮之实如麻豆，按之益躁急者，死。

此论心死脏之脉。

《经》曰：死心脉来，前曲后居，如操带钩，曰心死。仲景言浮之实如麻豆，按之益躁急者，乃心脉已失柔和之胃气，人无胃气，故主必死。

邪哭使魂魄不安者，血气少也。血气少者属于心，心气虚者，其人则畏，合目欲眠，梦远行而精神离散，魂魄妄行，阴气衰者为癫，阳气衰者为狂。

此论心家血气虚少之见证。

心为五脏六腑之大主，主血而藏神，血气充沛则神明安泰，血气虚少则神明不安，神明不安则魂飞魄离，精神散乱，此魂魄之不安之所由也；魂魄不安则邪哭，邪哭者，如鬼神所遣而无故哭泣也；魂魄不安则神情恐畏不慧；合目欲眠者，神明不司也；梦远行而精神离散，魂魄妄行者，亦皆心虚神衰，神明不司，不眠则邪哭不安神怯情惧，眠则怪梦纷纭，妄行妄见也。阴气衰者，心阴心血之衰弱不足也，心阴衰则神失所养，故易作癫疾；阳气衰者，心阳心气之衰弱不足也，心阳衰则神无所主，故易发狂疾。

脾中风者，翕翕发热，形如醉状，腹中烦重，皮目瞤瞤而短气。

此论脾中风证。

脾中风者，脾为风邪所伤也。脾属湿土，主肌肉，风属木，性刚而主动，风中于脾，风木乘于脾土，故翕翕发热，形如醉状，皮目瞤动；脾伤则土不运，风扰则心神不安，故腹中重而烦；脾为风伤，中气滞塞不利，故而短气。

脾死脏，浮之大坚，按之如覆杯，洁洁状如摇者，死。

此论脾死脏之脉证。

平脾脉来，和柔相离，如鸡践地。今浮取其脉，大而坚，全失柔缓冲和之气，按之如覆杯，洁洁状如摇，极状脉形之象，即手下感觉外坚而中空，洁洁，中空无物之谓，此胃气已绝，根脉已去，故主死。

趺阳脉浮而涩，浮则胃气强，涩则小便数，浮涩相搏，大便则坚，其脾为约，麻子仁丸主之。

麻子仁丸

麻子仁二升　芍药半斤　枳实一斤　大黄一斤　厚朴一尺　杏仁一升

上六味，末之，炼蜜和丸，桐子大，饮服十丸，日三服，以知为度。

此论脾约之证治。

脾约者，脾为邪约，而不能为胃行其津液也。脾不能为胃行其津液，则津液不润肠道而大便干燥难行，此常见之病。本条从脉而论脾约病之生成。趺阳之脉，足阳明胃之脉也，趺阳脉浮而涩，浮则胃气强者，阳明胃热之盛也，涩则小便数者，津液之不足也，浮涩并见，总主阳盛阴虚，热炽津亏，故大便坚而难行。治宜麻子仁丸者，以小承气汤泻热去实，抑胃气之强，芍药敛脾之阴，杏仁宣肺以润通大肠，麻子仁合蜂蜜养血而滑润肠道，则脾可为胃行其津液，约解而便通。

肾着之病，其人身体重，腰中冷，如坐水中，形如水状，反不渴，小便自利，饮食如故，病属下焦，身劳汗出，衣里冷湿，久久得之，腰以下冷痛，腹重如带五千钱者，甘姜苓术汤主之。

甘姜苓术汤

甘草二两　白术二两　茯苓四两　干姜四两

上四味，以水五升，煮取三升，分温三服，腰中即温。

此论肾着病之证治。

着者，痹阻不通也，肾着病，为邪气痹着于肾所致之病。其人身体重，重者，湿邪所致，盖因湿气痹阻，大气不转，故证如此；腰中冷如坐水中、形如水状、腰以下冷痛，腹重如带五千钱诸证，皆为寒湿之邪痹阻腰腹所致；反不渴、小便自利、饮食如故者，水湿原自外来，非关脏腑事也。究其原因，乃因身劳汗出而损伤阳气，衣里冷湿不去，久渍肌肤而然。以其病位重在腰部，腰为肾之外府，故曰肾着。治宜甘姜苓术汤，以干姜温中散寒，苓、术、甘草健脾培土而祛湿气，则诸证可已。

《圣惠方》以此方加当归治身冷腰痛。

《三因方》以此方治冒雨着湿，郁于经络，血溢作衄，或脾气不和，湿着经络，血流入胃，胃满吐血者。

《方极》用以治心下悸，小便自利，腰中冷如坐水中而痛重者。

《类聚方广义》用治妊妇浮肿小便自利，腰体冷痛，喘咳者及老人平日小便失禁，腰腿沉重冷痛者，或男女遗尿，至十四五岁仍不已者。

《方函口诀》用治下部腰间有水气，阴唇水肿及妇人久年腰冷带下者，加红花更佳。

肾死脏，浮之坚，按之乱如转丸，益下入尺中者，死。

此论肾死脏之脉。

脉浮取坚硬，沉取散乱，以至于尺下，脉竟如斯，此肾中真元之气脱绝不藏之象，《内经》曰：真肾脉至，搏而绝，如指弹石辟辟然者死。

问曰：三焦竭部，上焦竭，善噫，何谓也？师曰：上焦受中焦气，未和，不能消谷，故能噫耳；下焦竭，即遗溺失便，其气不和，不能自禁制，不须治，久则愈。

此论三焦竭部之证治。

三焦者，言上焦心肺，中焦脾胃，下焦肝肾也。竭部者，谓各部脏腑功能竭而不司也。心肺不司其职，则善噫，噫者，胃中食气升出于口而有声也，《内经》谓噫出于心，又谓出于胃，《灵枢》则谓脾是动病为噫，凡此皆中焦脾胃之疾，而谓其为上焦竭部者，乃言肺气竭而不得肃降也。中焦脾胃不能化谷，谷气内郁，极而上冲，心肺不能平抑，乃从上焦出之，故曰上焦竭部善噫。治当建中消食，和胃降逆，如旋覆代赭汤可也。

肝主疏泄，肾主封藏，肝肾不司其职，则遗溺失便，此下焦竭部之证。遗溺失便者，大小便失禁也，闭藏不司则关门敞开，疏泄不节则泄而无度，所以遗溺失便，此下焦之气衰竭所致，然亦关乎上中二焦，以先后二天，原互为支持，而上焦心肺乃二天之天，三焦互为受气，故治此证者，可于薯蓣丸中进退也。

文后曰不须治，久则愈，恐属衍文，抑或错简之文，三焦既竭其部，脏腑功能既衰，岂有不治，久待而愈者乎？

师曰：热在上焦者，因咳为肺痿；热在中焦者，则为坚；热在下焦者，则溺血，亦令淋秘不通。大肠有寒者，多鹜溏；有热者，便肠垢；小肠有寒者，其人下重便血；有热者，必痔。

此承上三焦竭部，而论邪之所伤为病者。

热伤于上，首必及肺，以肺为娇脏也，肺金受克，则气伤津竭，而为咳吐浊唾涎沫之肺痿；热伤于中，则胃中燥热，脾气为约，脾胃津液匮竭，则大便为干燥；热伤于下，肝、肾、膀胱、大、小肠皆受邪，下焦津液被灼，或迫血妄行，则病溺血或二便淋秘不通。

大肠有寒，则为鹜溏，鹜溏者，水粪杂下，其色青黑，如同鸭屎，乃因寒气内盛，阳气不化所致；大肠有热，便肠垢，肠垢者，肠中热炽，煎熬津血，便如脓血，窘迫下坠也；小肠受寒，传与大肠，痹阻肠道血脉气机，亦可致下脓血；热邪久羁肠道，烧灼肠道血脉，则易成痔疮。

问曰：病有积、有聚、有槃气，何谓也？师曰：积者，脏病也；终不移。聚者腑病也，发作有时，辗转痛移为可治。槃气者，胁下痛，按之则愈，复发为槃气。诸积大法：脉来细而附骨者，乃积也；寸口，积在胸中；微出寸口，积在喉中；关上，积在脐旁；上关上，积在心下；微下关，积在少腹；尺中，积在气冲；脉出左，积在左；脉出右，积在右；脉两出，积在中央；各以其部处之。

此论积、聚、槃气之诊法。

积者，痰、食、血、垢，积结于五脏，甚而成形，推按不移，为阴，属五脏病，治之甚费周折；聚者，无形之气，侵于六腑，腑气阻滞不行，聚则痛，散则已，游移不居，为阳，属六腑病，治之则易；槃气者，所食菜、谷、诸物之气，偏走胁下，滞塞气机而致胁下疼痛，揉按则易散而痛止，复聚则痛发；此三者之别也。

诊积之法，决之以脉，脉细附骨，此为伏脉，可知为积；附骨之脉在寸口，是积在胸中，若微出寸口之上，则积在喉中；若在关部，是积在脐旁；若在关上近寸处，是积在心下，心下者，胃脘也；微下关，关内近尺处，则积在少腹；尺中细而附骨，则积在气冲，气冲者，气街也，少腹极下，近鼠蹊处也；细而附骨之脉在左手寸口，主积在左侧胸腹；在右手寸口，主积在右侧胸腹；若左右手俱见细而附骨之脉，则主积在胸腹之中也。

痰饮咳嗽病脉证并治第十二

问曰：夫饮有四，何谓也？师曰：有痰饮、有悬饮、有溢饮、有支饮。

问曰：四饮何以为异？师曰：其人素盛今瘦，水走肠间，沥沥有声，谓之痰饮。饮后水流胁下，咳唾引痛，谓之悬饮。饮水流行，归于四肢，当汗出而不汗出，身体疼重，谓之溢饮。咳逆倚息，短气不得卧，其形如肿，谓之支饮。

此论痰饮病之类别形证。

痰饮者，大病也，所概者多，夫人身所有之病，一痰饮以概之可也。而形类不过四种，曰痰饮、曰悬饮、曰溢饮、曰支饮，唯此四饮而已。

四饮各有形证，然皆脾胃运化不逮，痰饮流溢所致。痰饮病者，脾胃不司其职，水谷津液不化精微，或虽化为精微，而不得输布施用，停积胃脘之中，日久则渐变为痰饮，其形证为素体肥盛之人而渐渐销铄枯瘦，腹中肠间常有沥沥水流声也；悬饮病者，亦脾胃不司运化输布之职，饮停于胃，流注胁下，其形证为咳唾而胁下疼痛；溢饮为病，仍脾胃不司其职，脾主四肢，主周身肌肉，饮停于胃，而流注四肢肌肉，其形证乃身体痛而沉重；支饮为病，亦脾胃不司其职，水饮自胃而上射于胸肺，胸中气壅，肺气不得宣发肃降，水道阻塞不通，则其形证乃咳嗽气逆，气短不能平卧，身体水肿。

水在心，心下坚筑，短气，恶水不欲饮。

此论痰饮流注于心之形证。

水者，痰饮也，在者，流注而为患也，以下数节义皆同。心者，胃之上脘也，胃居心之下，故仲景每言胃，即曰心或曰心下，坚者，心下因饮之积，按之而坚硬也，筑者，如杵之筑，上下弹动也。心属火，而居胃之上，痰饮流注于心下，积而不散，阻碍气机升降，阴寒水气又上凌于心，心火恐畏，故心下坚筑而短气也；水饮在胃为患，故其恶水不欲饮。

水在肺，吐涎沫，欲饮水。

此论痰饮流注于肺之形证。

痰饮流注于肺，则肺不得通调水道，津液不得敷布，聚而为涎为沫，故不时吐出；津液不化不布，则口舌干燥，故欲饮水以润之。

水在脾，少气身重。

此论痰饮流注于脾之形证。

脾为后天之本，气血生化之源，主运化与升达气机，四肢及一身之肌肉皆属之于脾；痰饮流注于脾，则脾不能司其所主，气血不生，气机不运，故少气而身重也。

水在肝，胁下支满，嚏而痛。

此论痰饮流注于肝之形证。

肝脉循于胁，而上注于肺，痰饮流注于肝，则肝脉滞塞，肝气郁滞，故胁下支满，支满者，如物之横梗其中也；水气循肝脉上射于肺，故嚏而引胁痛也。

水在肾，心下悸。

此论痰饮流注于肾之形证。

肾为坎而主水，一阳居二阴之间，痰饮流注于肾，则肾中一阳被困，坎中之阳乃一身之真阳，生命之所赖，肾阳不化，水气上凌，胃土受侮，故心下悸也。

夫心下有留饮，其人背寒冷如掌大。

留饮者，胁下痛引缺盆，咳嗽则辄已（辄已，一作转甚）。

胸中有留饮，其人短气而渴，四肢历节痛，脉沉者，有留饮。

上三节，皆论留饮为患之脉证。

留饮者，亦痰饮之属，痰饮因留着不去而得名，非痰饮之外另有留饮一病也。痰饮为病，每随所留处为患。其留着于心下者，乃为痰饮。胃之俞在背，背者阳也，故其人背部应胃之处寒冷如掌大，以饮者阴邪，阴乘阳位故也。

痰饮留若着于胁下者，乃为悬饮。胁为少阳、厥阴经气循行之域，少阳、厥阴竭上行入缺盆，二经经气为痰饮所阻，滞塞不通，故胁下痛引缺盆；咳嗽则振动经气，经气得通则胁痛遂止也。或谓咳嗽时气机愈逆而不畅，则胁痛必益加剧也。

痰饮留着于胸肺者，乃为支饮。痰饮在胸，碍阻肺气，气机升降受阻，肺不能敷布津液，水气流注四肢关节，故其人短气、口渴、四肢历节痛也；痰饮内阻，脉气不扬，故脉沉也。

膈上病痰，满喘咳吐，发则寒热，背痛，腰疼，目泣自出，其人振振身瞤剧，必有伏饮。

此论伏饮证。

伏饮者，痰饮伏藏不去而为患，亦痰饮病之属也。膈上病痰，谓痰饮伏藏胸膈间，胸膈之中，心肺所居，又为大气回转出入之处，痰饮伏阻其中，则大气运行不利，故胸膈为之满闷；肺气不能宣发肃降，气机郁而逆贲，故喘而咳吐；心肺之俞在背，其脉皆下通于肾、上系目系、主司一身，痰饮伏此，经气不通，血脉受阻，故背痛、腰痛，目泣自出，振振身瞤剧也。治之者，小青龙汤合真武汤可也。

夫病人饮水多，必暴喘满，凡食少饮多，水停心下，甚者则悸，微者短气，脉双弦者寒也，皆大下后喜虚，脉偏弦者饮也。

此论痰饮病之病因及脉证。

饮水多而水不消，则上射于肺而为喘满，言食少饮多者，乃索其饮多而暴喘满之过也，其过乃脾虚胃弱，中气不足，运化不及，故致饮后水停心下而上迫于肺而为暴喘满。水气既上迫于肺，亦必凌心，水凌火畏，故心悸，水气中阻，气息不畅，故短气。凡此，皆峻药攻下，残戕脾胃，虚其中气所致。弦脉，主寒主饮，若双手俱弦，则为虚寒，若一手偏弦，乃为饮停。

肺饮不弦，但苦喘短气。

此论痰饮留肺之特征。

弦虽主饮，然饮病之脉非皆弦，如饮在肺者，其脉则不弦也，而其证则显。苦喘者，气促喘甚，痛苦不堪也，短气者，气促极而至气不相续也，此皆饮停于肺，致肺气不得肃降而然也。

支饮亦喘而不能卧，加短气，其脉平也。

此论支饮之脉证。

支饮者，饮流胸膈及肺间，亦饮停于肺之病，饮阻胸肺，则气壅不利，故喘不能卧而短气，其脉平，即肺饮之脉不一定非见弦脉不可之谓也。

病痰饮者，当以温药和之。

此论痰饮病之治疗大法。

痰饮之病，乃阴寒之邪为患，而阴寒之邪，源于肾中真阳与脾中阳气不化所致，脾肾阳虚，或水饮停积化，或水谷精微不被吸收应用，久而久之，化而为痰为饮，故凡痰饮之病，治宜温药以温补脾肾，温而化之，温而行之；温而和之者，和之者，和其正气，令肾以气化，脾以输化，而祛痰饮之邪也。

心下有痰饮，胸胁支满，目眩，苓桂术甘汤主之。

苓桂术甘汤

茯苓四两　桂枝三两　白术三两　甘草二两

上四味，以水六升，煮取三升，分温三服，小便则利。

此论痰饮在胃之证治。

心下有痰饮，即胃中有痰饮也，痰饮潴留于胃脘，胃气不得下行，或逆而上冲，或横而旁支，故致胸胁支满，痰饮浊气上冒清空，清阳不得升上，故使目眩也，目眩，即目视昏矇旋转也。《伤寒论》云：伤寒，若吐若下后，心下逆满，气上冲胸，起则头眩，发汗则动经，身为振振摇者，苓桂术甘汤主之。与此义近同，故皆主以此方，以茯苓淡渗化饮而除痰，以桂枝温行心脾之阳气，以白术、甘草，健脾扶中，运化胃中之痰湿，痰饮一去，则浊气降而清气升，诸证即已，此治痰饮病之主方。

【病例 35】

痰饮为病怪诞者多，有一高姓妇，庚戌年生，45 岁时患眩晕，自诉系"身晕"头不晕，走路活动不晕，躺卧则晕，脊背靠墙则晕，各项检查均作，未查出问题所在，所以诸治亦不效，患者倍受煎熬。余诊之，其形肥胖，其色黧黑，舌淡苔厚腻，脉沉细弦，畏寒怕冷，背部两肩胛骨之间常欲得温，便溏薄不爽，小便清而多，断为阳虚气滞，痰饮内停胃脘。用苓桂术甘汤加附子、干姜、防风、天麻、甘遂等，先后加减，服用近半年而愈。

【病例 36】摘自《环溪草堂医案·王旭高》。

胸中之元阳不足，膻中之火用不宣，痰饮伏于心下，胸前如盘大一块，常觉板冷，背亦恶寒，三四年来，每交子夜则气喘，阳气当至不至，痰饮阻遏其胸中，阳微阴盛故也。天明则阳气张，故喘平，至咳嗽心悸，易于惊恐，皆阴邪窃踞胸中之病。其常若伤风之状者，卫外之阳亦虚也。图治之法，当去寒饮而逐阴邪，尤必斡旋其阳气，俾如离照当空，而后阴邪尽扫，用仲景苓桂术甘法，先通胸中之阳，再议。

茯苓细辛一分泡汤拌浸焙　桂木　冬术熟附二分煎汁拌炒　陈皮　甘草麻黄一分泡汤拌浸焙　炮姜五味子五粒同焙　补骨脂盐水炒焦　党参姜汁炒　半夏　紫石英　胡桃肉　螺蛳壳

夫短气有微饮，当从小便去之，苓桂术甘汤主之，肾气丸亦主之。

此论短气之证治。

短气者，气息短少不续也，短气之作，痰饮病证之一症，每因痰饮中阻，碍于气机升降而作，然痰饮之生，每因脾肾，或因脾胃不能运化，或因肾气不能气化。脾胃者，水谷之海，主运化精微，脾胃失运则水谷不化，精微不散，积于胃中，则为痰为饮；肾者，为坎主水，而寓真阳于两阴之中，乃气化之根本，肾失所主则气化不行，则水液乃至水谷精微皆聚而不行，亦积于胃中而为痰为饮。故短气因于痰饮之治法，当责之脾肾，其因于脾胃者，必心脘痞满，呕恶纳呆，少气乏力，四肢萎软不温，虽食不为肌肤，治宜苓桂术甘汤以健脾和胃，培土制水，温化痰饮；其因于肾者，必少腹拘急，二便失调，心悸头眩，腰以下水肿，形寒畏冷，治宜肾气丸以温补肾阳，气化利水，而消痰饮。

病者脉伏，其人欲自利，利反快，虽利，心下续坚满，此为留饮欲去故也，甘遂半夏汤主之。

甘遂半夏汤

甘遂大者三枚　半夏（以水一升，煮取半升，去滓）十二枚　芍药五枚　甘草如指大（炙，一本作无）一枚

此论痰饮流注胃肠之证治。

脉伏不出，推筋着骨方见，谓之伏脉，为痰饮流藏下焦之象；不因药而大便稀薄欲自出，谓之自利；利反快者，大便溏下则腹中快然舒畅也；虽利心下续坚满者，脘腹虽快一时，而眨眼间又复坚满不为利衰也。凡此，皆痰饮流注肠道而然。痰饮不去则诸证不已，故以甘遂半夏汤主之。斯方

以甘遂之迅猛直行，搜经剔络，直达肠道而逐饮祛痰，合反药甘草相激以相成，以破痰饮之窠囊；复配半夏以燥湿化痰，更佐芍药、白蜜，协甘草以养胃安中；则痰饮去而胃气不伤也。

甘草、甘遂，二药相反而同用之，岂不杀人？盖欲其相反而激战，务使久留之饮，一荡而去，不致遗留作寇也，此仲景用药之妙处。

脉浮而细滑，伤饮。

此论痰饮之脉。

脉浮，为轻手取脉之意，非主病在表在上之浮脉，细脉主饮，滑脉主痰，若浮取见细见滑，则当为痰饮所伤之脉，或谓痰饮停积在上、在外也。

脉弦数，有寒饮，冬夏难治。

此论寒饮郁而化热之预后。

此处寒饮之寒，邪也，痰也，非寒热之寒也。弦脉主饮，数脉主热。痰饮久郁不去则往往化热，故其脉弦数也。痰饮者属阴，阴邪而脉见弦数，寒热互杂，治甚棘手，冬日宜温，而温热之药易助所化之热邪；夏日宜凉，而寒凉之药又恐助长痰饮之邪，寒热难施，左右不得，故曰冬夏难治也。

脉沉而弦者，悬饮内痛。

病悬饮者，十枣汤主之。

十枣汤

芫花（熬）　甘遂　大戟各等分

上三味，捣筛，以水一升五合，先煮肥大枣十枚，取九合，去滓，内药末，强人服一钱匕，羸人服半钱，平旦温服之，不下者，明日更加半钱，得快下后，糜粥自养。

此二条论悬饮之脉证治疗。

沉脉主里主水，弦脉主饮主肝，脉沉而弦，为水饮稽留于肝系，是谓悬饮，悬饮者，饮邪结于胸膈之间如物之悬空也，饮悬胸膈，大气升降不利，故其内痛，内痛者，胸膈内摇曳悬坠而疼痛也。治宜平旦时温服十枣汤。平旦，肝胆三焦与肺所治之时，悬饮悬结不离其处，故借经气盛行之时服之则效捷也。

甘遂、大戟、芫花，三味皆峻猛逐水之剂，皆易泄人真元之气，加肥大枣十枚，缓药性之峻猛，补脾土而护元气也。虽然，服用亦当察其人之强羸而慎其量之多寡轻重，得快利即止，不可猛浪。

此方之用，诸家论之甚多，兹采数家之言，以彰之。

《伤寒论》：太阳中风，下利呕逆，表解者乃可攻之。其人漐漐汗出，发作有时，头痛，心下痞硬满，引胁下痛，干呕短气，汗出不恶寒者，此表解里未和也，十枣汤主之。

《外台秘要》：深师朱雀汤（即本方），疗久病癖饮，停痰不消，在胸膈上液液，时头眩痛，苦挛，眼睛身体手足，十指甲尽黄，亦疗胁下支满饮辄引胁下痛。

《圣济总录》：治久病饮癖停痰及胁满支饮，辄引胁下痛。

《三因方》：治水气四肢浮肿，上气喘急，大小便不通。

《宣明论》：此方兼治水肿腹胀，并消食积，腹垢积滞疢僻坚积，蓄热暴痛，疟气久不已。

《活人书》：治合下不下，令人胀满，通身浮肿而死。

【病例37】摘自《嘉定县志·唐杲》。

唐杲，字德明，善医。太仓武指挥妻，起立如常，卧则气绝欲死，杲曰：是为悬饮，饮在喉间，坐之则坠，故无害，卧则壅塞诸窍，不得出入而欲死也，投以十枣汤而平。

【病例38】摘自《经方实验录》。

恙起于半载之前，平日喜运动跳球，恒至汗出浃背，率不易衣，嗣两胁作胀，按之痛，有时心悸而善畏，入夜室中无灯具，平卧则气促，辗转不宁，当夜深人静之时，每觉两胁之里，有水声漉然，振荡其间，脉来双弦。遂作饮治，用十枣汤。炙芫花五分，甘遂五分，大戟五分，同 研细末，分作二服，先用黑枣十枚，煎烂，去渣，入药末，略煎和服。病者于夜七时许，未进野饭，先服药浆，（如上服法，乃煮大枣十枚，得汤去渣，分之为二，入药末一半）遂觉喉中辛辣，甚于胡椒，张君素能食辣，犹尚畏之，则药性之剧可知。并觉口干心中烦若发热然，九时起，喉哑不能作声，急欲大便，不能顷刻停留，所下非便，直水耳，其臭颇甚，于是略停，稍进夜饭，竟得安眠，非复平日之辗转不宁矣。夜二时起，又欲大便，所下臭水甚多，又安眠，六时又大便，所下臭水益增多，又睡至十时起床，昨夜之喉哑者，今乃愈矣。且不料干呕，嗳气，心悸，头晕诸恙均减，精神反佳，今竟得速效如此，乃不禁古人方之神奇。次日中午，喉间完全复原，下午七时夜膳如常，九时半进药枣汤，即前日所留下者，药后胃脘甚觉难堪，胃壁似有翻转之状，颇欲吐，一面心烦，觉热，喉哑，悉如昨日，但略差耳。至夜深一时，即泄水较第一夜犹多，翌晨，呕吐出饭食少许，并滞痰水，又泄臭水，但不多矣。至午，喉复原，能中膳如常，嗳气大除，两胁之痛大减矣。

病溢饮者，当发其汗，大青龙汤主之，小青龙汤亦主之。

大青龙汤

麻黄（去节）六两　桂枝（去皮）二两　甘草（炙）二两　杏仁（去皮尖）四十个　生姜（切）三两　大枣十二枚　石膏如鸡子大（碎）

上七味，以水九升，先煮麻黄，去上沫，内诸药，煮取三升，去滓，温服一升，取微似汗，汗多者，温粉粉之。

小青龙汤

麻黄（去节）三两　芍药三两　五味子半升　干姜三两　甘草（炙）三两　细辛三两　桂枝（去皮）三两　半夏半升

上八味，以水一斗，先煮麻黄，减二升，去上沫，内诸药，煮取三升，去滓，温服一升。

此论溢饮之证治。

溢饮者，痰饮溢于四肢肌表，其证身体疼重或兼水肿。治宜大青龙、小青龙者，以兼证不同而治各有异也。其身体疼重或水肿而烦躁者，是痰饮与邪热热互郁，宜大青龙兴云致雨而祛饮散热；若身体疼重或水肿而咳嗽喘息者，是痰饮停留心下上迫于肺，治宜小青龙汤翻江倒海而祛痰化饮也。

小青龙汤之应用亦甚广泛，《伤寒论》用治伤寒心下有水气，干呕发热而咳；《金鉴》用治腹胀水肿；日本人丹波元坚加石膏用治溢饮，咳而上气，烦躁而喘及咳逆倚息不得卧；后世多用以治疗西医所谓之"气管炎""老慢支"，效果是十分肯定的。

膈间支饮，其人喘满，心下痞坚，面色黧黑，其脉沉紧，得之数十日，医吐下之不愈，木防己汤主之；虚者即愈，实者三日复发，复与不愈者，宜木防己汤去石膏加茯苓芒硝汤主之。

木防己汤

木防己四两　石膏（鸡子大）十二枚　桂枝二两　人参四两
上四味，以水六升，煮取二升，分温再服。

木防己去石膏加茯苓芒硝汤

木防己　桂枝各二两　人参　茯苓各四两　芒硝三合
上五味，以水六升，煮取三升，去滓，内芒硝，再微煎，分温再服，微利则愈。

此论膈间支饮之证治。

痰饮流于膈间，谓之膈间支饮，饮在膈间，上迫于肺，则肺气不降而为喘满；下迫于胃，则胃气郁积而为痞坚，痰饮内积，气血阻滞，则面色黧黑，痰饮阴邪，支于隔间，阻滞脉道，故脉沉而紧。治以木防己汤，木防己味辛苦性寒，入大肠膀胱经，能行十二经，通腠理，利九窍，去血分之水湿，桂枝则行太阳，通经络，温化水气，二药合凑，以断痰饮滋生之源；痰饮久羁，久郁而化热者，加石膏以清解郁热；痰饮之生，源于气虚，故加人参而补元气，此方服之，如病轻邪少者即愈，若邪盛病重者，恐愈后又复发，则于原方中去石膏之寒凉，而加茯苓化痰祛饮，加芒硝耎坚开结以逐痰饮。

心下有支饮，其人苦冒眩，泽泻汤主之。

泽泻汤

泽泻五两　白术三两

上二味，以水三升，煮取一升，分温再服。

此论心下支饮而眩冒之证治。

心下，横膈上下，胃之上脘处也，毗邻心脏之下，故谓心下。痰饮流支于此，阻隔清气之升上，浊气之下降，以致清阳之地失于清净，污浊之气充塞头中，而为之冒眩。冒，头中卒然混糊不知所以，如裹如蒙之谓，眩，两目视物昏花，自觉旋转之谓。

泽泻汤以泽泻为君，以泄泽中之积水，以白术为臣，培脾土而制水气，二药相伍，共杜痰饮滋生之源，乃疗痰饮所致冒眩之良方。

支饮胸满者，厚朴大黄汤主之。

厚朴大黄汤

厚朴一尺　大黄六两　枳实四枚

上三味，以水五升，煮取二升，分温再服。

此论支饮胸满之证治。

上条谓饮支心下，此谓饮在胸中。痰饮流注胸中，胸中大气为之郁阻不行，故致胸满。胸满者因于痰饮，痰饮去则满自除，故主以厚朴大黄汤方。

张璐玉云：厚朴大黄汤方，即小承气汤，以重用大黄，遂名厚朴大黄汤，若厚朴多，则名厚朴三物汤。乃以此方荡涤胸中积痰浊饮，痰饮去而大气通，郁滞开而满自宽矣。

支饮不得息，葶苈大枣泻肺汤主之。（方见肺痈中）

此论支饮不得息之证治。

痰饮阻塞肺中，肺不得宣发肃降，气息失畅，因而不得息，不得息者，呼吸受阻而气息不利也。治宜葶苈大枣泻肺汤以逐痰祛饮而开肺气。

呕家本渴，渴者为欲解，今反不渴，心下有支饮故也，小半夏汤主之。

小半夏汤

半夏一升　生姜半斤

上二味，以水七升，煮取一升半，分温再服。

此论心下支饮之祛与未去之诊治。

呕家，素患呕吐之人也。斯人之素常呕吐者，缘于痰饮停留胃中，胃气上逆之故，若素常呕吐，吐后口渴者，则痰饮渐去而胃津亦耗，无以上润口舌故渴；今虽常呕，而口不渴，是痰饮滞留胃脘未去，故当以小半夏汤化饮祛痰而和胃降逆止呕也。

小半夏汤方药极简，然疗效甚佳，《千金方》治心腹虚寒，游痰气上，胸胁满，食不下，呕逆，胸中冷。《外台秘要》极赞其效，谓不唯疗呕哕，心下悸，痞硬，不能食，文仲疗脚气入心，闷绝欲死亦神效无比。《圣惠方》则谓其可治五噎，胸膈咽喉不利痰道饮食减少。《杨氏家疗方》则载其能治眉棱骨痛之不可忍者。《圣济总录》谓其能治霍乱呕吐涎沫，误下后心下作痛。《严氏济生方》谓其再加沉香水一盏，可治七情伤感气郁生涎，随气上逆，头目眩晕心嘈恍惚，眉棱骨痛诸证。

腹满，口舌干燥，此肠间有水气，己椒苈黄丸主之。

己椒苈黄丸

防己　椒目　葶苈（熬）　大黄各一两
上四味，末之，蜜丸如梧子大，先食饮服一丸，日三服。

此论肠间有水气之证治。

水气，亦痰饮之类也，痰饮储于脾胃，中气痞塞不行，故腹满；痰饮阴邪，无阳以化，津气不升，口舌失润，故干燥；痰饮之质薄清稀者，易下趋肠道，肠中水气相激则常腹满而有声也。己椒苈黄丸方以防己、椒目通利小肠而利水祛饮，以葶苈、大黄涤荡大肠而攻逐痰浊，前后俱利，则肠间水气无所遁藏矣。

《方函口诀》云：因肠有留饮而变水肿者，此方有效，四肢虽感浮肿，仍以腹胀满为主，若腹坚实者，加芒硝，此与木防己去石膏加茯苓芒硝同义，主挫实利水也。

辛呕吐，心下痞，膈间有水，眩悸者，小半夏加茯苓汤主之。

小半夏加茯苓汤

半夏一升　生姜半斤　茯苓（一法四两）三两
上三味，以水七升，煮取一升五合，去滓，分温再服。

此论膈间有水之证治。

膈间者，脾胃之上，心肺之下也，水停膈间不化，其迫于上，凌心而心悸，阻塞清浊升降则头眩；其趋于下，阻碍胃气下降，反逆上而为呕吐，不利脾气运化则气机壅滞而心下痞。故治以小半夏加茯苓汤，一以祛膈间之停水，一以和胃降逆而止呕。

《圣济总录》云：小半夏加茯苓汤治三焦不顺，心下痞满，膈间有水，

119

目眩悸动。

《和剂局方》云：茯苓半夏汤（即此方）治停痰留饮，胸膈满闷，咳嗽呕吐，气短恶心，以致饮食不下。

《直指方》云：小半夏加茯苓汤治水结胸证，心下怔满，无大热，头汗出。

《妇人良方》云：此方治痰饮，脾胃不和，咳嗽呕吐，饮食不入。

《张氏医通》云：此方治痰饮汗多，小便不利。

《医事小言》云：恶阻不能受药者，可用小半夏加茯苓汤，若仍不受可用伏龙肝一两，置器中，用水二盏搅汁，静置使澄，取一盏半，用此水煎服小半夏加茯苓汤，无不受者，不但治恶阻呕吐，用于诸病呕吐，诸医所束手者，皆得奇验。

假令瘦人脐下有悸，吐涎沫而癫眩，此水也，五苓散主之。

五苓散

茯苓三分　猪苓（去皮）三分　白术三分　泽泻一两一分　桂枝（去皮）二分

上五味，为末，白饮服方寸匕，日三服，多服暖水，汗出愈。

此论五苓散之功用也。

五苓散，太阳蓄水之药，此则治瘦人脐下有悸，吐涎沫而癫眩之病。瘦人，乃素患痰饮之人，以其素常饮食不为肌肤，反异化而为痰饮，故瘦也；脐下有悸者，脐下筑筑然跳动也，此以膀胱不司气化，水气潴留不去之故；水谷精微不得输化，反积胃中变而为涎，故时时吐出也；癫眩者，精神恍惚，语言错乱，哭笑歌泣无常，秽洁良恶不辨，如醉如狂谓之癫，而头晕目昧谓之眩；此皆痰饮流注经隧，惑乱神明所致。五苓散以桂枝温阳化气鼓动气化而利水，泽泻、猪苓导水下行以清君侧，白术、茯苓健脾培土而祛痰化涎，痰饮去则诸证可愈也。

附方

《外台》茯苓饮　治心胸中有停痰宿水，自吐出水后，心胸间虚，气满不能食，消痰气，令能食。

茯苓饮

茯苓　人参　白术各三两　枳实二两　橘皮二两半　生姜四两

上六味，水六升，煮取一升八合，分温三服，如人行八九里进之。

此《外台》治痰饮之方，又名延年茯苓饮。此方所治，为痰饮久停胸膈胃脘，即所云"心胸中有停痰宿水"也。其证，不时吐出痰水，吐后心胸中感觉空虚难耐，复又胸膈满闷，不能饮食，此脾胃虚弱内化不力之证，用此方以健脾益胃，增强内化，理气宽中，消痰去饮。《眼科锦囊》曰：此治胃中有留饮而自吐宿水，小便不利，及由咳嗽而白膜发血斑及小儿百日咳。《方极》曰：此治心下痞硬而悸，小便不利，胸满而自吐宿水者。《汉药神效方》载，本间枣轩云：脚气冲心者，服茯苓饮合吴茱萸汤有神验，此方下咽时，呕气立止，饮食消纳，小便亦快利，另试用此方多年，得急救者颇多。《类聚方广义》载，茯苓饮治老人常苦痰饮，心下痞满，饮食不消，易下利者。又治小儿乳食不化，吐下不止，并百日咳，心下痞满，咳逆甚者，俱加半夏有特效。

咳家，其脉弦，为有水，十枣汤主之。（方见上）

此再论十枣汤之应用。

十枣汤，为治悬饮之良剂。咳家，久咳不已之人，悬饮久积不化，则为久咳不已，其脉弦者，悬饮之脉也，故以十枣汤以逐痰涤饮也。

夫有支饮家，咳烦，胸中痛者，不卒死，至一百日，或一岁，宜十枣汤。（方见上）

此再论十枣汤之用法。

十枣汤性猛力峻，不论痰饮、悬饮、抑或支饮，凡积久证实者，证顽不去者，俱可斟酌应用，此证虽系支饮，然连月积年，咳烦，胸痛不愈，故宜用之。

久咳数岁，其脉弱者，可治；实大数者，死；其脉虚者，必苦冒，其人本有支饮在胸中故也，治属饮家。

此论久咳之证治。

久咳之人，正气必虚，皆痰饮流注胸膈所致，然有可治不可治，久咳而其脉弱者，正气虽虚而邪气亦衰，脉证相符，故可治；若久咳而脉实大数者，是正气已虚而邪气反盛，逐饮则伤正，扶正则碍饮，治之棘手，故难治。支饮在胸不化，清气不得升上，而浊阴反而上逆，故常苦冒，苦冒者，头昏目花之谓。苦冒因于痰饮，治其饮则苦冒已。

咳逆倚息不得卧，小青龙汤主之。（方见上）

此论咳家初诊之治疗。

咳逆倚息不得卧，此罹患痰饮久羁不去者之所见，痰饮着肺，清肃失令，气机贲逆，故倚息不得卧也。当以小青龙汤逐痰化饮。

青龙汤下已，多唾，口燥，寸脉沉，尺脉数，手足厥逆，气从少腹上冲胸咽，手足痹，其面翕热如醉状，因复下流阴股，小便难，时复冒者，与桂苓五味甘草汤，治其气冲。

桂苓五味甘草汤

茯苓四两　桂枝（去皮）四两　甘草（炙）三两　五味子半升
上四味，以水八升，煮取三升，去滓，分三，温服。

此论服青龙汤后冲气上逆之证治。

小青龙汤外散风寒，内化痰饮，为痰饮病邪盛而正不虚者之药，其发散之力，每有发越阳气，耗伤津液，引动肾气及冲脉之气上奔之弊。此人服后，多唾、口燥者，津液之伤也，亦痰饮将化之象，寸脉沉，尺脉数者，肺气之虚，肾阳之妄动也；手足厥逆者，阳气之虚也；气从少腹上冲胸咽者，肾气挟冲脉之气上逆也；手足痹者，气血痹阻也；其面翕热如醉状，因复下流阴股者，肾阳上越不守也；小便难者，津液伤，且膀、肾之气化不及也；时复冒者，亦下焦阳气上越之象也。诸证之变，责在麻、辛之发散失当，而刻下最吃紧者，是冲气之上奔，有阳亡阴竭，阴阳离绝之虞，故易方桂苓五味甘草汤，以桂枝平冲降逆，五味收敛元气，茯苓化痰饮，协甘草扶脾而安正也。

冲气即低，而反更咳，胸满者，用桂苓五味甘草汤，去桂，加干姜、细辛、以治其咳满。

苓甘五味姜辛汤

茯苓四两　甘草三两　干姜三两　细辛三两　五味子半升
上五味，以水八升煮取三升，去滓，温服半升，日三。

此三诊，论冲气平后而更咳胸满之证治。
冲气虽平，而痰饮未去，痰饮阻肺，故更咳胸满，方去桂枝之平冲降逆，而加干姜、细辛，散寒祛饮治咳满。

咳满即止，而更复渴，冲气复发者，以细辛、干姜为热药也，服之当遂渴，而渴反止者，为支饮也；支饮者，法当冒，冒者必呕，呕者复内半夏，以去其水。

桂苓五味甘草去桂加姜辛半夏汤

茯苓四两　甘草二两　细辛二两　干姜二两　五味子　半夏各半升
上六味，以水八升，煮取三升，去滓，温服半升，日三。

此四诊，论冲气复发之证治。

痰饮得化，故咳满得止，而更复渴者，姜、辛之热，伤其津液也，下焦肾、冲之气，复因姜、辛之热而引动，故又致冲气复发，且增头目昏冒、呕逆等证，此痰饮未化，随冲气上逆之故，于原方中加半夏半升，以化痰祛饮，和胃降逆而止呕冒也。

水去呕止，其人形肿者，加杏仁主之。其证应内麻黄，以其人逐痹，故不内之；若逆而内之者，必厥。所以然者，以其人血虚，麻黄发其阳故也。

苓甘五味加姜辛半夏杏仁汤

茯苓四两　甘草三两　干姜三两　细辛三两　五味半升　杏仁（去皮尖）半升

上六味，以水一斗，煮取三升，去滓，温服半升，日三。

此五诊，论形肿之证治。

服上方后，痰饮得去，呕冒亦止，然又见其人形肿，此以肺气不宣，不司水道，水气泛溢之故，故加杏仁宣肃肺气，通调水道。麻黄虽发汗利水消肿，然其发越之力峻猛，其人久病痰饮，气血已虚，故不可用也。

若面热如醉，此为胃热上冲，熏其面，加大黄以利之。

苓甘五味加姜辛半杏大黄汤

茯苓四两　甘草三两　五味半升　干姜三两　细辛三两　半夏半升杏仁半升　大黄三两

上八味，以水一斗，煮取三升　温服半升，日三服。

此六诊，论痰饮病人面热如醉之证治。

痰饮不去，久郁则化热，胃中痰热之气上冲，则其人面热如醉，面者，阳明胃脉循行之处，故再加大黄以通泄痰热。

先渴后呕，为水停心下，此属饮家，小半夏茯苓汤主之。（方见上）

此再论小半夏加茯苓汤之应用。

　　痰饮病人，有常口渴欲饮，饮后即呕者，此以痰饮停于心下，不能化津上润，又不能容纳之故。治以小半夏汤以祛痰化饮，则脾能化津上输，胃能容纳饮食。

消渴小便不利淋病脉证并治第十三

厥阴之为病，消渴，气上冲心，心中疼热，饥而不欲食，食则吐蚘，下之不肯止。

此论消渴病之证机。

厥阴，为阴极阳生之处，阴极者，非独阴寒之盛，而阴血之气亦复极虚而殆尽也。厥阴之气在脏为肝，其藏为血，其性至刚，体阴而用阳，阴血虚而阳气动故见消渴；阳刚之气逆而上冲，则为气上冲心、心中痛热，心中者，胃中也，肝气犯胃故见此证，此皆上热之所为。极阴之地，阳不化谷，故虽知饥而不欲食；胃肠至寒，蚘不安处，食入则蚘欲自救，故食则吐蚘；下焦既寒而复下之，则中焦阳气下陷，故下之利不止，此皆寒之所为也。厥阴为病，热炽于上，寒积于下，治宜乌梅丸，以黄连、黄柏、人参上彻其热，附子、干姜、细辛下祛其寒，乌梅、当归、蜀椒、桂枝安抚厥阴，是谓正治也。

寸口脉浮而迟，浮即为虚，迟即为劳，虚则卫气不足，劳则荣气竭。

此以脉象论虚劳之机制。

虚劳病，乃荣卫虚竭之故，岐伯曰：荣者，水谷之精气也，和调于五脏，洒陈于六腑，循脉上下，贯五脏，络六腑也；卫者，水谷之悍气也，其气慓疾滑利，循皮肤之中，分肉之间，熏于肓膜，散于胸腹；荣卫虚衰则气血不充，气虚则上浮，血虚则行迟，故脉浮而迟，是荣卫虚竭也。

跌阳脉浮而数，浮即为气，数即为消谷而大坚，气盛则溲数，溲数即坚，坚数相搏，即为消渴。

此再从脉而论消渴之病机。

趺阳者，阳明胃脉也，趺阳脉浮而数，是阳明胃热极盛之故，胃热鸥张，则销铄胃津，制约太阴，津液偏走小肠，大肠糟粕干坚，失于濡润，便愈坚而热愈盛，热愈盛而津愈亏，则消渴遂作，此消渴病亦不离阳明胃之论也。治之以白虎加人参汤以清热生津可也。

男子消渴，小便反多，以饮一斗，小便一斗，肾气丸主之。

此论肾虚消渴之证治。

消渴而小便反多，乃肾气亏虚，水液不化而然。夫津液之化，肺、脾（胃）、肾共和所为，肾居下焦，元阳所居，如炉中之火，脾胃居中焦，盛内百物，如火上之釜，肺居上焦，清肃如天，主布洒雨露，凡饮入之水，必炉火蒸腾，方能化为津液而润泽诸经，倘炉火一熄，则水不气化，随入随出，故饮一斗，小便亦一斗，此消渴之原于肾气之虚也，消渴一病，既见于厥阴，又见于阳明，此则复见于少阴肾，故治以肾气丸以司炉中之火，而匡扶肾气。肾虚之消渴，男女无异，而文首特表男子消渴者，以肾虚多源于房中之事，而男子于房事中，每多耗阴伤阳尔。

【病例39】摘自《张聿青医案》。

王右，消渴虽减于前，而肌肉仍然销铄，舌干少津，溲多浑浊，脉象沉细，水亏至极，损及命火，以致不能蒸化津液升上，汤药气浮，难及病所，宜以丸药入下，桂附八味丸每服三钱，淡盐汤送下，早晚各一服。

脉浮，小便不利，微热消渴者，宜利小便，发汗，五苓散主之。

此论邪束于表，水蓄不化而之消渴证治。

脉浮，邪束于表也，小便不利，水蓄于内也，微热，表邪不解也，消渴，水蓄不化，津不上承也，故以五苓散外风寒以祛表邪，内化水饮以通水道。

渴欲饮水，水入则吐者，名曰水逆，五苓散主之。

此论水逆病之证治。

水逆病，乃水蓄胃脘不化，其气逆而向上之证，《大论》第74条云：中风发热，六七日不解而烦，有表里证，渴欲饮水，水入则吐者，名曰水逆，五苓散主之。与此同义。以津液不能化气上润口舌，故渴欲饮水，以水蓄胃中不去，胃难容物，故饮入则吐。水蓄膀胱者，治以五苓散气化利水，水蓄胃中者，亦须气化利水，水去则胃和，故亦宜五苓散治之。

渴欲饮水不止者，文蛤散主之。

文蛤散

文蛤五两

上一味，杵为散，以沸汤五合，和服方寸匕。

此论渴饮不止之证治。

此病以"渴饮不止"为特征，其与水蓄不化之渴，显然不同。此乃胃热盛而消水所致，水入之后，遂为热消，故渴饮不止也。治之以文蛤散，文蛤介类，《本经》上品，乃水中之物，产于浅海沙中，其性沉降凉肃，其味咸寒，最能育阴润燥，洒除郁热，使热从小便而去。燥热除，阴津长，则渴饮自平。

淋之为病，小便如粟状，小腹弦急，痛引脐中。

此论淋病之主证。

小便如粟状，谓尿液如粟米，此乃下焦热邪在膀胱中煎灼，使尿液凝结而致，即今之所谓石淋也；小腹弦急，谓小腹拘挛牵引难忍，此亦热邪煎灼下焦，膀肾气机不利之故；痛引脐中，谓排尿时茎中疼痛而上引于脐，所以然者，热邪烧灼尿道，加之尿中粟粒之物刺阻尿道而致也。故淋病之诊，在小便如粟状，尤在排尿时尿道烧灼刺痛，痛引脐中。若小便不利，而尿道不痛，虽小腹亦弦急，则绝非淋病之属。

趺阳脉数，胃中有热，即消谷引食，大便必坚，小便即数。

此论消渴病中消之脉证。

前条云：趺阳脉浮而数，浮即为气，数即为消谷而大坚，气盛则溲数，溲数则肠道干燥而大便坚，坚数相搏，即为消渴。是以脉而言中消病成因与临床之证。此条复云趺阳脉数，胃中有热，即消谷引食，大便必坚，小便即数。乃再从脉而论中消病形成之因。即食即饥，小便数而大便坚，皆一热字之所为，热炽中焦，消谷耗津，中焦脾胃干燥，则中消成矣。

淋家不可发汗，发汗必便血。

此论淋病治法之禁忌。

淋病之由，源于热邪，热邪之害，莫过于对阴液津血之灼伤。汗者津所化，血所变，故淋家不可发汗，汗竭则血继之，故发汗必便血也。

小便不利者，有水气，其人若渴，用栝蒌瞿麦丸主之。

栝蒌瞿麦丸

栝蒌根二两　茯苓三两　薯蓣三两　附子（炮）一枚　瞿麦一两

上五味，末之，炼蜜丸，梧子大，饮服三丸，日三服，不知，增至七八丸，以小便利，腹中温为知。

此论小便不利之证治。

小便不利，其因非一，此则水气不化而致之小便不利。以其水气不化，而无津液以上朝口舌，故亦口中苦渴。夫水气不化者，何以致之？肺不通调，脾不运化，肾不蒸腾之故也。故治以栝蒌瞿麦丸方，以栝蒌清肃肺气而润口舌，以薯蓣培土健脾而为胃行其津液，以附子温肾补火而促水液之蒸腾，更辅以茯苓、瞿麦导水下行，则病自已矣。

小便不利，蒲灰散主之，滑石白鱼散、茯苓戎盐汤并主之。

蒲灰散

蒲灰七分　滑石三分

上二味，杵为散，饮服方寸匕，日三服。

滑石白鱼散

滑石二分　乱发（烧）二分　白鱼二分

上三味，杵为散，饮服方寸匕，日三服。

茯苓戎盐汤

茯苓半斤　白术二两　戎盐（弹九大）一枚

上三味，先将茯苓、白术，以水五升，煮取三升，入戎盐再煎，分温三服。

此再论小便不利之证治。

上条论小便不利，起因非一。此则于小便不利之下，连列三方，是小便不利之治法各不相同也。

蒲灰散治小便不利，恐为瘀血阻于膀胱而然，其小便不利为尿中夹血，溺则涩滞而痛，故以蒲黄化瘀血，以滑石利阴窍也。

滑石白鱼散方治小便不利，恐亦为瘀血阻窍，然为溺时尿中唯血而不利，故以滑石利尿道，引热下行，以乱发烧灰以止血，白鱼以理血脉而通窍道。

茯苓戎盐汤方治小便不利，当为脾虚不运，水郁化热郁滞下焦而小便不利。故以茯苓、白术健脾利水，以戎盐咸寒清利水道而泄邪热。

渴欲饮水，口干舌燥，白虎加人参汤主之。

此论津气燥干小便不利之证治。

此乃阳明燥热之证，燥热内盛阳明，津气为之枯燥，故而渴欲饮水，口干舌燥，津气既竭，何以化尿，故其小便必亦枯燥不利。故以白虎汤以清阳明之热，加人参甘寒以益气生津。

脉浮发热，渴欲饮水，小便不利者，猪苓汤主之。

猪苓汤

猪苓（去皮）　茯苓　泽泻　滑石　阿胶各一两

上五味，以水四升，先煮四味，取二升，去滓，纳胶烊化，温服七合，日三服。

此论水热互结，阴虚津亏小便不利之证治。

脉浮者，热盛气浮也，热气上浮，故发热也，热盛则津液易伤，故渴欲饮水也，水热互结，膀胱气化不利，故小便不利也。治以猪苓汤者，以滑石、泽泻引阳明气分之热下行从小便而出，以阿胶滋阴生津而止口渴，以猪苓、茯苓益气化水而利小便也。

水气病脉证并治第十四

师曰：病有风水，有皮水，有正水，有石水，有黄汗。风水，其脉自浮，外证骨节疼痛，恶风；皮水，其脉亦浮，外证胕肿，按之没指，不恶风，其腹如鼓，不渴，当发其汗；正水，其脉沉迟，外证自喘；石水，其脉自沉，外证腹满不喘；黄汗，其脉沉迟，身发热，胸满，四肢头面肿，久不愈，必致痈脓。

此总论水气病临床分型及各证型之临床特征。

水气病，为水液蓄积体内气化不利所导致，而致其气化不利者，乃因于肺、脾、肾三脏不司其职也。肺失其职，则不能通调水道，脾失其职，则不能运化水湿，肾失其职，则不能蒸化水液，于是乎聚水而成病，是谓水气病也。

风水者，因于风，病在肺，水气内聚而外感风邪，风扬水溢，泛滥肌肤，流于骨节，筋骨气血阻滞，经脉不通，故脉浮、恶风而骨节疼痛。

皮水者，脾虚之故，不因于风，乃脾虚不运，不能制水，水气内聚不化，而泛滥渗溢肌肉之中，故脉亦浮，腹如鼓，口不渴，胕肿没指而不恶风。

正水、石水者，皆源于肾，肾阳虚衰，蒸化无力，水气内聚故脉沉，水上乘肺则自喘，若水聚于下，未上乘于肺，故仅腹满而不喘。

黄汗者，亦属水病，水者属阴而下沉，水气内聚，故脉沉迟；水气聚而不化，郁而生热，水热互蒸，故汗黄发热，湿热之气郁而不行，故胸满，泛滥外溢故四肢头面肿，若久而久之，血瘀肉腐，则发痈脓。

脉浮而洪，浮则为风，洪则为气，风气相搏，风强则为隐疹，身体为痒，痒为泄风，久为痂癞；气强则为水，难以俯仰。风气相击，身体洪肿，汗出乃愈，恶风则虚，此为风水；不恶风者，小便通利，上焦有寒，其口多涎，此为黄汗。

此论泄风、风水、黄汗诸病之成因与机制。

脉浮而洪，乃泄风、风水、黄汗三病共有之脉。浮脉主风，风为百病之长，风有内风有外风，皆为致病之邪，其性属阳，轻扬而升上，故曰浮则为风；洪脉主气，气乃起病之因，气之升降出入，稍有悖逆，即郁怒勃发而卒然生病，故曰洪则为气。

风气相击，互为强弱，风盛而强，则走窜脉络，发为隐疹，隐疹之证为瘙痒难忍，其所以痒者，风邪挟火攻逐皮肤，欲得外出之兆也，火动则风得疏泄，此即泄风病也。若风不得外泄，久久搏结于血脉肌肤，则为痂癞，痂癞者，癣疮之类也。

若气盛而强，则壅结不运，不能化水，水气不化则为水病，水为阴邪，易阻碍气机，气机不得升降出入，郁于胸腹，故使人难以俯仰，风气相搏，风扬水溢，则身体洪肿，洪肿者，肿势庞然之谓，肿而恶风，小便不利，乃名风水病也。风水病发汗则风水俱可从汗而去，故愈。

若但肿而不恶风，小便通利，口中多涎者，此则上焦有寒，寒者，邪气也，邪阻则津液不循常道以输布，郁而发黄，渗出而为汗，此乃黄汗病也。

寸口脉沉滑者，中有水气，面目肿大，有热，名曰风水；视人之目窠上微拥，如蚕新卧起状，其颈脉动，时时咳，按其手足上，陷而不起者，风水。

此再论风水病之脉与证。

风水者，风与水搏而为病也，其病关键在于水，水者流动滑利，又为阴邪，阴气浊重下沉，压迫脉道，故寸口脉沉而滑者，为中有水气，是风水病之脉，未必尽浮也。面目肿大有热，乃言风也，以风性属阳，轻扬上浮，水随风升，渗溢面目，故有斯证，乃名风水。目窠者脾胃所主，水盛侮土，故目窠微肿如蚕新卧起状，颈脉动，时时咳，按其手足，陷而不起，皆风扬水泛之所为，此当为风水病之证也。

太阳病，脉浮而紧，法当骨节疼痛，反不疼，身体反重而酸。其人不渴，汗出即愈，此为风水。恶寒者，此为极虚，发汗得之。渴而不恶寒者，此为皮水。身肿而冷，状如周痹，胸中窒，不能食，反聚痛，暮躁不得眠，此为黄汗，痛在骨节。咳而喘，不渴者，此为脾胀，其状如肿，发汗即愈。然诸病此者，渴而下利，小便数者，皆不可发汗。

此再论风水病成因、证候，以及皮水、黄汗、脾胀等水气病之脉证与治法。

风水、皮水、黄汗、脾胀，皆可见身体肿胀。

风水因水气内停，太阳卫外之气不足，风寒乘隙外袭而发，故曰太阳病；风寒外感太阳，故其脉浮而紧；风寒外束，太阳经气郁滞不通，法当骨节疼痛，然水气因风之击而泛溢肌肉筋骨，故身体反凸显重酸，而不觉疼痛；水气盛，故不渴；风水病治当发汗，发汗则风寒去而水气清，故病即愈。然汗后其人恶寒者，以发汗不当而伤损表阳，阳虚不能温煦肌表故也。

皮水之作，渴而不恶寒，此与风水不同处。风水水在皮外，病在太阳之表，故不渴而恶寒；皮水水在皮里，病在阳明肌肉，故渴而不恶寒。身肿而冷，状如周痹，水气在肌肉，经气被阻不通之故也，胸中窒，不能食，反聚痛，水气阻于阳明，胸胃气郁不畅故也，阳明主胃，气行于胸，水阻气郁，故证见如此。

黄汗者，水为热蒸而致，热郁于内，扰于阴分，故暮躁不得眠，热蒸水溢，湿流骨节，故痛在骨节。

脾胀者，身肿腹胀也，水气困脾，脾土不能制水，气机不得升上，水气内壅外泛，故致外而水肿，内而腹胀，故云脾胀。赵以德以脾字乃肺字之误者，非也。

如上诸病，如见渴而下利，小便数者，皆津液已伤之象，故不可发汗重伤津液，而犯虚虚之戒。

里水者，一身面目黄肿，其脉沉，小便不利，故令病水；假如小便自利，此亡津液，故令渴也，越婢加术汤主之。（方见中风中）

此论里水之脉证治法。

此条为倒装句法，越婢加术汤主之当在故令病水下。

里水者，即上条所云之皮水。里水，言水聚于体内之脏腑，皮水，言水泛于体外之皮下。总是肺脾之故，肺不能通调水道，脾不能运化水湿，肺主皮毛，脾主肌肉，水气充斥皮里肉外，其肿如洪水横溢，岂非肺脾之故。水性流下，故其脉沉，肺脾不司气化，故小便不利，故而病水也。治以越婢加术汤，以越婢发越外溢皮下之水气，加白术培土制水，以促脾运。若小便自利者，水下渗也，渴者，津液伤也。则不可发汗。

趺阳脉当伏，今反紧，本自有寒，疝，瘕，腹中痛，医反下之，下之即胸满短气。

此论阳明中寒之见证与治疗禁忌。

趺阳者，阳明胃脉也，阳明胃气，乃司命之气，经曰有胃气则生，无胃气则死，其脉当悠悠和缓，伏藏不露，今反见紧，紧脉主寒，寒气居中，气血凝阻，故病为疝瘕腹痛，治之当温阳散寒流通气血，岂可用下。误用下法，必更伤中气，故致胸满短气也。

趺阳脉当伏，今反数，本自有热，消谷，小便数，今反不利，此欲作水。

此论水气病之发于阳明也。

趺阳之脉，见数，乃阳明胃热过盛之象。胃热盛则谷易消，而脾气受约，小便当数，此大便难之脾约病也。若脾气被约，不能为胃行其津液，反使水气不行，则将作水气病也。

寸口脉浮而迟，浮脉则热，迟脉则潜，热潜相搏，名曰沉。趺阳脉浮而数，浮脉即热，数脉即止，热止相搏，名曰伏。沉伏相搏，名曰水。沉则络脉虚，伏则小便难，虚难相搏，水走皮肤，即为水矣。

此借脉形以论水病之机制也。

寸口阳位，脉浮是阳气上浮，此其常也，迟脉为气机滞涩不利，若亦见于寸，乃是阴气下潜之象。寸口浮而兼迟，乃阳气随阴下潜，浮将变沉之象也。趺阳，阳明胃之脉，其脉浮而数，是胃热过盛，热甚则气结，气结则其脉亦将变伏矣。寸口脉变沉，趺阳脉变伏，皆气化遏阻不行之象，气化遏阻不行，则络脉空虚，小便不利，水液停蓄不化，溢于皮肤而为水肿，此亦发为水气病也。

寸口脉弦而紧，弦则卫气不行，即恶寒，水不沾流，走于肠间。

此再以脉而论水气病发生之机制。

寸口者，阳之位也，弦脉、紧脉，皆阴脉也，弦主水饮，紧主寒，阴乘阳位，水气不化，下流于肠道，停蓄不去，即当病水。

少阴脉紧而沉，紧则为痛，沉则为水，小便即难。脉得诸沉，当责有水，身体肿重，水病脉出者死。

此仍以脉而论水气病之机制。

少阴主心肾，心者一阴居二阳之间，肾者，一阳居二阴之间，则水气之化，必赖于真阳也。少阴脉，一在尺中，一在足内之太溪穴处，皆主阴；紧脉主寒主痛，属阴，沉脉水气下流之象，亦属阴，阴气内盛，而真阳不化，则小便难出，水液停蓄于内，外渗肌肤之中，则身体肿重，此即水气病者也。故病水者，脉当沉，脉与病符为顺，主生；若病水而脉反浮出，此阳气外越，脉证不符为逆，故当死。

夫水病人，目下有卧蚕，面目鲜泽，脉伏，其人消渴，病水腹大，小便不利，其脉沉绝者，有水，可下之。

此论水病之证治。

目下为脾属阴，水气亦属阴，故水气内停者，常目下肿浮，状如卧蚕；水气外渗于皮下，故面目鲜泽；水液内积胃肠腹腔，故腹庞大；水阻于内，气化不利，故小便不利；脉伏，即脉沉绝之象，以水气内盛，压抑脉道阳气之故。此水病属实证，内经有除菀陈之法，故可攻下逐水如十枣汤。

问曰：病下利后，渴饮水，小便不利，腹满阴肿者，何也？答曰：此法当病水，若小便自利及汗出者，自当愈。

此论脾虚之病水者。

病下利后，脾虚而津亏，津亏则渴而饮水，脾虚则不能运化水湿而小便不利，水积不化故腹满身肿，此皆病水之证。若小便自利，汗自出，乃水气有出路可去，故当愈也。

心水者，其身重而少气，不得卧，烦而躁，其人阴肿。

此论心水病。

水气在心，则为心水病。心者属火，水来克火，心阳受抑，血气不行，故身重少气，心神被扰，故不得卧，烦而躁，心火不得下交于肾，水气积而不化，故阴肿，阴肿者，阴器水肿也。

肝水者，其腹大，不能自转侧，胁下腹满，时时津液微生，小便续通。

此论肝水病。

水气在肝，则为肝水病。肝为刚脏，循于胁下，主疏泄升发，条达气机，水气抑肝，木飘水中，疏泄失权则水道不利，脾土不运，中气郁滞，水气不行，故腹大，不能自转侧；肝气郁滞，气机不畅则经络不通，故胁下腹满；疏泄失职，津液运行失序，故时时津液微生，小便续通也。

肺水者，其身肿，小便难，时时鸭溏。

此论肺水病。

水气在肺，则为肺水病。肺者主气，主宣发肃降，通调水道，水气凌侮于肺，肃降通条受困，则水气漫溢，不循常道，或走肌肤，或走大肠，而发为小便难，身肿，大便泄泻如鸭之溏也。

脾水者，其腹大，四肢苦重，津液不生，但苦少气，小便难。

此论脾水病。

水气在脾，则为脾水病。脾属土，居中焦，合于胃，主运化水谷与水湿，为气机升降之枢纽，外主肌肉四肢，内化元气，为胃行其津液。水来侮土，土失其功，运化呆滞，气机痞塞，水谷停滞不化，故腹大；气运迟滞，故四肢苦重；生化不行，则津液不生，而苦少气；不能为胃行其津液，故小便难也。

肾水者，其腹大脐肿，腰痛不能尿，阴下湿，如牛鼻上汗，其足逆冷，面反瘦。

此论肾水病。

水气在肾，则为肾水病。肾者主水，居下焦，肾中阳气，为一身生气之本，气化之源，水气伤肾，肾阳不化，水气积聚不去，故腹大脐肿；腰者肾之外府，水寒聚肾，腰中脉络不通故腰痛；水气属阴，阴者趋于下，故不尿而阴下湿，如牛鼻上汗；肾阳为水气所遏，不能温煦，故足逆冷，水气下困与肾，真中真阳不化，不能资脾胃以化水谷精微，故面瘦。

师曰：诸有水者，腰以下肿，当利小便；腰以上肿，当发汗乃愈。

此论水病之治疗大法。

诸有水，泛指所有水气病也。凡水气病之肿在腰以下者，当利小便，以腰以下属阴，水在阴分，其在下者因而竭之，当从阴分当利小便而去其水，所谓"洁净府"也；若水在腰以上者，当发汗，以腰以上属阳，水在阳分，其在上者，因而越之，则当从阳发汗而祛其水，所谓"开鬼门"者是也。

师曰：寸口脉沉而迟，沉则为水，迟则为寒，寒水相搏，趺阳脉伏，水谷不化，脾气衰则鹜溏，胃气衰则身肿。少阳脉卑，少阴脉细，男子则小便不利，妇人则经水不通，经为血，血不利则为水，名曰血分。

此论水气病于血分之脉法。

前曾论五脏之病水，此则论血分之病水也。血分病水，乃水气入侵血分，血行不利而病水也。血者，中多为水，所谓津也，水气外租，血行不利，则血中之津外渗而病水肿，故此等水气病，谓之血分也。

寸口为阳脉之位，沉脉主水，迟脉主寒，寸口而见沉脉迟脉，则寒水之气泛滥于阳分矣；趺阳为阳明之脉位，伏脉主阳气藏伏不鼓，趺阳而见脉伏，则脾胃阳气不振，寒湿水谷之气不化而作乱于阳明也，阳明主肠胃与肌肉，故或为鹜溏，或为身肿矣；少阳为三阳之枢，卑脉乃沉弱不鼓之脉，卑脉见于少阳，则枢机不利，水气不行，少阴肾命元气之宅，细则气血虚衰之脉，细脉见于少阴，则命门气化不司，在男子为小便不利，在女子为经水不通，水气阻于血分，血中津水外渗，水肿乃作，此则血分之水气病也，故名血分。

问曰：病者苦水，面目身体四肢皆肿，小便不利，脉之，不言水，反言胸中痛，气上冲咽，状如炙肉，当微咳喘，审如师言，其脉何类？师曰：寸口脉沉而紧，沉为水，紧为寒，沉紧相搏，结在关元，始时当微，年盛不觉，阳衰之后，荣卫相干，阳损阴盛，结寒微动，肾气上冲，咽喉噎塞，胁下急痛。医以为留饮而大下之，气击不去，其病不除；后重吐之，胃家虚烦，咽燥欲饮水，小便不利，水谷不化，面目手足浮肿；又与葶苈圆下水，当时如小差，食饮过度，肿复如前，胸胁苦痛，象若奔豚，其水扬溢，则浮咳喘逆。当先攻击冲气，令止，乃治咳，咳止其喘自差，先治新病，病当在后。

此论水气病形成机制及治法。

本条以寸口脉沉而紧，论述水气病之形成，源于肾之阳虚不化。夫寸口为阳，沉脉主水，紧脉主寒，水脉寒脉见于寸口，乃阴侵阳位，阳气大伤，寒水肆虐，病结关元之象。关元者，元阳之宅，肾气之所出。肾者坎象，一点真阳居二阴之中，所以主水。肾中元阳乃一身气化之本，水气之化，全赖肾家元阳之蒸腾，人逢四七、四八，元阳尚盛，虽有些许水气，不足为虑，虽病亦不觉；夫若肾阳渐虚，阴寒渐盛，渐而渐之，则阳日虚而阴日盛，阴盛则水气不化而泛滥四溢，故病面目身体四肢肿，小便不利。然此时水气病之令人难捱者非周身之肿，而为胸中痛，气上冲咽，咽中如炙肉噎塞，咳嗽气喘。何以故？以肾阳日虚，寒水日盛，寒水之气逆而上冲之故也。水病如斯，其标虽实，而其本则虚，故温抚肾阳，散寒化水，乃为治病求本，正治之法，不可滥施吐下，而犯虚虚之戒。倘与吐下攻逐，则不独重伤肾阳，所病周身水肿、胸胁苦痛诸证，不唯不减反加剧，且夫更伤中土脾胃，复增咽燥虚烦，水谷不化，冲气上逆，咳喘贲豚等种种变证矣。

当此之际，治法宜先治咽燥虚烦，水谷不化，冲气上逆，苦喘奔豚等后生之变证，然后再治原病之水气。

风水，脉浮，身重，汗出恶风者，防己黄芪汤主之。（方见痓湿中）

此论风水表虚之证治。

风水病，风水相激而为病也，其病之主证乃为身肿而重，故条文中之身重，是言身肿之甚也。脉浮，风也，身重，水也，汗出恶风，表虚也。此脾虚土衰，水气不化，表气不固之人，最易招风木乘袭，风水相遇，风激水扬，故为肿重，治以防己黄芪汤，以防己祛风消水治身肿，以黄芪扶气固表治汗出恶风，辅以白术、甘草，健脾益气，培土制水，则风水自已。

风水，恶风，一身悉肿，脉浮不渴，续自汗出，无大热，越婢汤主之。

越婢汤

麻黄六两　石膏半斤　生姜三两　甘草二两　大枣十五枚

上五味，以水六升，先煮麻黄，去上沫，内诸药，煮取三升，分温三服。恶风者，加附子一枚炮。风水加术四两。

此论风水兼热者之证治。

风水之病因于风，故恶风也，风性开疏，风扬水溢，故续自汗出也，脉浮者病在表，不渴者，水气盛，无大热，非无热，乃言其人有小热也，为风水互郁相激而致。此风水病之兼热者，故予越婢汤，以麻黄发汗解表，使水气从汗而解，以石膏清散郁热，以生姜助麻黄发越水气，以甘草、大枣健中气以制水气，若阳虚甚而不化，土虚甚而不制者，则加附子以振元阳之根，增白术以奠中土之基。

《诸病源候论》谓越婢汤加术四两，可治妇人脚气候而外盛者；《圣惠方》谓越婢加术附汤内去甘草，加木防己、桑根白皮，可治风水偏身肿满，骨节酸痛，恶风脚弱，皮肤不仁者；《眼科锦囊》此方可治胬肉淡红，面目黄肿，小便不利者；方氏谓此方善治脚气痛风，疮毒内攻而见一身悉肿，脉浮而渴，自汗恶风，小便不利，或兼喘咳者。

【病例 40】摘自《环溪草堂案·王旭高》。

风湿相搏，一身悉肿，咽痛发热，咳而脉浮，拟越婢汤。

麻黄　石膏　赤苓　甘草　杏仁　大腹皮　通草

皮水为病，四肢肿，水气在皮肤中，四肢聂聂动者，防己茯苓汤主之。

防己茯苓汤

防己三两　黄芪三两　桂枝三两　茯苓六两　甘草二两
上五味，以水六升，煮取二升，分温三服。

此论皮水之证治。

皮水者，肺脾之水气病也。肺主皮毛，脾主四肢，肺失通调，则水溢皮肤，脾失运化，则水流四支，水气肆意外泛，故四肢水肿；水气在皮肤中，壅遏卫气，气欲行而水阻之，故四肢聂聂动。治以防己茯苓汤，以防己通腠理，茯苓行水道，黄芪扶元气，桂枝温阳气，甘草健脾益气，共奏利水消肿之功。

里水，越婢加术汤主之；甘草麻黄汤亦主之。

越婢加术汤方：（方见上），加白术四两。

甘草麻黄汤

甘草二两　麻黄四两

上二味，以水五升，先煮麻黄，去上沫，内甘草，煮取三升，温服一升，重复汗出，不汗再服，慎风寒。

此论里水之治法。

《外台》谓此条里水当作皮水，从方测证，当是。

越婢方中有石膏，石膏为清泻郁热之药，故此皮水者，有水郁化热之证，其一身洪肿，小便不利，当伴口渴、心烦，治以越婢汤者，发越在表之水气，清泄肌表之郁热也，加白术者，以培土制水也；甘草麻黄汤，以甘草、麻黄二味为方，麻黄以发汗逐水消肿，甘草培脾土、和胃气，缓麻黄发越峻猛之性，此则治水气洪肿在皮表而无热者之方。

《千金方》谓凡人患气虚损，久不瘥，遂成水肿，而面目、身体从腰以上肿者，以此方发汗悉愈。

《千金翼方》谓此方甘草用炙，麻黄去节，治风湿水疾，身体面目肿，不仁而重者。

《济生方》谓人患气促，积久不瘥而成水肿者，服此方发表即愈，然老人、虚人不可用。

《医垒元戎》谓寒客皮肤而肤胀者，麻黄甘草汤主之。

《济阴纲目》谓麻黄甘草汤治腰以上俱肿者。

水之为病，其脉沉小，属少阴，浮者为风，无水虚胀者为气。水，发其汗即已，脉沉者，宜麻黄附子汤；浮者，宜杏子汤。

麻黄附子汤

麻黄三两　甘草二两　附子（炮）一枚

上三味，以水七升，先煮麻黄，去上沫，内诸药，煮取二升半，温服八分，日三服。

杏子汤方未见，恐是麻黄甘草杏仁石膏汤。

此论水气病、气胀病之不同及其治法。

水性润下，故水气为病，其脉沉也，沉脉主肾，属少阴，少阴肾阳不化，则水气泛溢肌表而为肌肤肿胀之水气病也；气轻扬而上浮，故若气之为病者则脉当浮，文中浮者为风，形气之象也，以风性轻扬上行是也。气壅不行而肤胀如肿。若水气为病之肿胀。治水气病之肿胀，当振复少阴肾阳以化水，佐麻黄以发越在表之水气；倘治气胀，则宜杏子汤以宣发肺气，散其壅滞而消胀也。

厥而皮水者，蒲灰散主之。（方见消渴中）

此论皮水而厥之证治。

皮水者，其脉浮，胕肿，按之没指其腹如鼓，是脾土气虚不能制水，水气之盛而病皮水，水气阻于经络，阳气不得宣通，故致手足厥冷，治此但去其水，水去络通，阳气自行，其厥自已，故用蒲灰散以蒲灰化瘀滞通经络，以滑石开窍道利水气也。

问曰：黄汗之为病，身体肿，发热汗出而渴，状如风水，汗沾衣，色正黄如柏汁，脉自沉，何从得之？师曰：以汗出如水中浴，水从汗孔入得之，宜黄芪芍药桂枝苦酒汤主之。

黄芪芍药桂枝苦酒汤

黄芪五两　芍药三两　桂枝三两

上三味，以苦酒一升，水七升相和，煮取三升，温服一升，当心烦，服之六七日乃解，若心烦不止者，以苦酒阻故也。（一方以美酒醯代苦酒）

此论黄汗之证治。

黄汗，以汗色正黄而命名。黄汗亦水气病之一，其致病之因，因于汗出时入水中洗浴，水阻汗孔，汗郁不得出而色变黄也。水阻不去则身体肿，如风水，脉自沉，汗郁不出则发热而渴。黄芪芍药桂枝苦酒汤中，黄芪补肺益脾，鼓舞元气以助水气外泄，芍药敛荣止汗，桂枝和卫通络，苦酒即醋，既可清汗郁之邪热，又能助芍药敛荣止汗，故以之治黄汗也。若心烦不止者，乃郁热内扰心神，方中更加苦酒以滋阴而敛热，或加美酒醯以消散郁热亦可。

黄汗之病，两胫自冷，假令发热，此属历节；食已汗出，又身尝暮盗汗出者，此劳气也；若汗出已，反发热者，久久其身必甲错，发热不止者，必生恶疮。若身重汗出已辄轻者，久久必身瞤，瞤即胸中痛，又从腰以上，必汗出，下无汗，腰髋弛痛，如有物在皮中状，剧者不能食，身疼重，烦躁，小便不利，此为黄汗，桂枝加黄芪汤主之。

桂枝加黄芪汤

桂枝三两　芍药三两　甘草二两　生姜三两　大枣十二枚　黄芪二两

上六味，以水八升，煮取三升，温服一升，须臾进饮热稀粥一升余，以助药力，温服取微汗，若不汗，更服。

此论黄汗、历节、劳气三病之异及黄汗病之治法。

黄汗病，其证汗出沾衣而汗色正黄；历节病，于骨节疼痛处亦可见黄汗之出；劳气病，因劳而虚，因虚而汗出，但汗色不黄。三者尚各有特征，黄汗病两胫自冷，以水阻汗孔，阳气不通之故也；历节病寒湿互郁骨节间，气血不通，故历节而痛，不可屈伸，久之则郁而化热，胫骨关节甚至全身俱易发热；劳气乃虚劳证，气虚腠理不固，食已则胃热增而腠理开，故汗自出，阴虚不敛，阳气外泄故入暮而见盗汗。经言：体若燔炭，汗出则散。若以上三者汗出之后，反仍发热，是为郁毒伏而不散，久而久之，轻则津液损伤，不能濡润肌肤而致其身甲错，重则津伤肉腐而生恶疮。

黄汗之病，乃水气不化，郁热内蒸，皮肉筋骨之间为水热郁阻，荣卫之气了戾不和，故其人小便不利，烦躁，身重，腰以上黄汗出，如有物在皮中状，胸中疼痛，腰髋弛痛，剧则不能食；黄汗久出不已，必致津液重伤，虚风内生，周身筋肉为之跳动，此皆黄汗病证，治以桂枝加黄芪汤，以调和荣卫，扶气助阳，通散郁滞。

师曰：寸口脉迟而涩，迟则为寒，涩为血不足；趺阳脉微而迟，微则为气，迟则为寒。寒气不足，则手足逆冷，则荣卫不利，荣卫不利，则腹满胁鸣相逐，气转膀胱，荣卫俱劳，阳气不通即身冷，阴气不通即骨痛；阳前通则恶寒，阴前通则痹不仁；阴阳相得，其气乃行，大气一转，其气乃散，实则失气，虚则遗溺，名曰气分。

此从寸口与趺阳之脉而论气分病之机制。

迟脉主寒，涩脉主血行滞涩不利，微脉主阳虚气衰。寸口可察五脏六腑十二经脉之虚实，趺阳可察胃气之强弱。若夫寸口、趺阳脉见迟涩、微涩，则知人身气血阴阳皆虚不足，运行不利，其手足之逆冷，身冷恶寒、腹满胁鸣相逐者，皆阳气之不足也，其筋骨疼痛，麻痹不仁，皆阴血不足、运行不利也。凡此，总是大气滞涩运行不利之过，若见失气或遗尿，乃为大气运转之契机，气血遂通之迹象，当即因势利导，随证施治。

气分，心下坚，大如盘，边如旋杯，水饮所作，桂枝去芍药加麻辛附子汤主之。

桂去芍药加麻辛附子汤

桂枝三两　　生姜三两　　甘草二两　　大枣十二枚　　麻黄二两　　细辛二两
附子（炮）一枚

上七味，以水七升，煮麻黄，去上沫，内诸药，煮取二升，分温三服，当汗出，如虫行皮中，即愈。

此论气分病之证治。

上条论气分病形成原因与机制，本条则述其临床见证及治法。阳虚寒盛，则大气不转，气血滞涩不通，水饮积聚不化，故致心下坚，大如盘，边如旋杯。心下者，胃脘也。治以桂枝去芍药加麻辛附子汤者，以桂枝生姜，通达十二经络之阳气，甘草大枣，和脾益胃，健立中州之元气，麻黄、细辛祛逐内外之沉寒，附子温复肾中之真阳，诸药合力，共助大气之运转。服之后，汗出如虫行皮中者，即大气已转而开散之象，其郁滞之气将散，气血通，水饮化，则病即愈。

心下坚，大如盘，边如旋杯，水饮所作，枳术汤主之。

枳术汤

枳实七两　　白术二两

上二味，以水五升，煮取三升，分温三服，腹中软，即当散也。

此再论气分病之又一治法。

气分病，阳虚寒盛，水气结于心下者，治以桂枝去芍药加麻辛附子汤；若脾虚不运，食滞不化，中气痞结，水气不散者，则治以枳术汤。桂枝去芍药加麻辛附子汤所治，除心下坚，大如盘，边如旋杯外，必有手足厥冷，身冷骨痛，麻痹不仁诸寒证；而枳术汤所治除心下坚，大如盘，边如旋杯外，则无诸寒证，而当有心下痞闷，恶食不食，嗳腐吞酸诸证。

附方

《外台》防己黄芪汤治风水，脉浮为在表，其人或头汗出，表无他病，病者但下重，从腰以上和，腰以下当肿及阴，难以屈伸。

此方所治之风水病，当为下焦阳虚不化，水气积而不散，表气不固感于风邪之风水相激者，故见头汗出，腰以下重，肿及阴，难以屈伸之证。

黄疸病脉证并治第十五

寸口脉浮而缓，浮则为风，缓则为痹，痹非中风，四肢苦烦，脾色必黄，瘀热以行。

此从脉而论黄疸之机制。

寸口脉，即两手之寸关尺也，浮脉主风，风性阳热而应于肝，缓脉主湿，湿性腻滞而应于肌肤，浮缓脉并见于寸口，乃肝家风热克制脾土，脾气缓纵不能运化湿浊，湿浊之气痹阻肌肤不行，非中风之经络痹阻不遂，故曰痹非中风，脾主四肢，其色为黄，湿热蕴瘀不解，则脾土本色外现也。

西医谓为胆汁外溢，渗于血中，随血运行，染于皮肤，故致发黄，乃因肝脏发炎而致，是诊断肝炎之佐症。此与《金匮》黄疸病异同参差。

趺阳脉紧而数，数则为热，热则消谷；紧则为寒，食即为满。尺脉浮为伤肾；趺阳脉紧为伤脾。风寒相搏，食谷则眩，谷气不消，胃中苦浊，浊气下流，小便不通，阴被其寒，热流膀胱，身体尽黄，名曰谷疸。额上黑，微汗出，手足中热，薄暮即发，膀胱急，小便自利，名曰女劳疸，腹如水状，不治。心中懊恼而热，不能食，时欲吐，名曰酒疸。

此再论黄疸形成之机制及黄疸分类之临床见证。

此文乃详疸病生于脾肾也。紧脉主寒，寒近于湿，易碍胃气，数脉主热，热善消谷，趺阳乃候阳明胃之脉，胃与脾相表里，同居中焦，趺阳之脉紧数兼见，是胃热脾湿之并见也。胃中寒热错杂，谷虽化而不得施用，则留而生满，积为湿浊，湿浊与热相互熏蒸，则必发黄，而其源则复因于肾，何以故？以尺脉主肾，其脉当沉，今反见浮，为肾中真阳上浮不藏，不能资脾胃以奉生化，故致寒湿伤于脾胃，风热寒湿相互搏击，谷气入则寒热浊气逆上生眩，浊气下流，窒碍下焦气化则小便不利。小便不利，湿无去路，湿热浊气蕴蒸，则一身尽黄也；此等发黄，皆以谷气不化而生，故谓之谷疸也。

女劳疸则伤于肾，以其人房事不节，肾精亏损，肾阳不守而致疸。其脉尺中浮，肾阴虚而肾阳不守也，其证额上黑，微汗出，手足中热，薄暮即发，亦皆肾阴伤，肾阳不守之故，膀胱急者，小腹之拘急也，肾气虚而膀胱气化不行之故。小便利，乃指小便频数不禁，肾虚而膀胱不约也，倘腹大如囊水，则为肾气将绝，气化将竭之象，故曰不治。

酒疸缘伤于饮酒不节，酒者，其性湿热，常饮多饮，湿热内蕴，故心中懊恼而热，湿热浊气上逆，故不能食，时欲吐。

阳明病，脉迟者，食难用饱，饱则发烦，头眩，小便必难，此欲作谷疸，虽下之，腹满如故，所以然者，脉迟故也。

此论寒湿谷疸之病因病机。

阳明之里，乃是太阴，阳明病而脉迟者，乃言病及太阴也。太阴湿土本属阴，迟脉主寒，寒湿相加，则脾胃不内不化，所以不能饱食，饱食则中气不运，升降滞塞，故心烦，头眩，脾不能为胃行其津液，故小便不利，此将有作谷疸之虞，其腹满者，因于脾胃之寒湿，故虽欲下其满，而满仍如故也。

夫病酒黄疸，必小便不利，其候心中热，足下热，是其证也。

此论酒疸之证候。

酒疸病，因饮酒不节而致，酒性湿热，乱于气化，气化不行则小便不利；湿热内蕴，故心中热，心中者，胃也；湿热浊气随阳明经脉之气下流，故足下热也。

酒黄疸者，或无热，靖言，小腹满欲吐，鼻燥；其脉浮者，先吐之；沉弦者，先下之。

　　此再论酒疸病临床见证及治疗大法。

　　上条言酒疸病可见心中热、足下热；此则言酒疸病或无热，语言静默，小腹满欲吐，鼻燥，此酒疸之又一证型也。酒性湿热，其热偏多者则可见心中热、足下热等证；若湿偏多者，则不见热象。湿属阴，其性黏滞，易遏阳气，故见语言静默，小腹满，欲吐。津液不布，故鼻燥。酒疸病之脉浮者，邪偏于上，治法当先吐去其邪，再图他治；酒疸病之脉沉弦者，邪偏在下，治法当先下去其邪，再图他治也。

　　酒疸，心中热，欲呕者，吐之愈。

　　此论酒疸之当吐者。

　　酒疸而心中热者，是湿热酒毒居于胃脘，欲呕，湿热邪气上逆也，治法当因势利导，如栀子豉汤吐之即愈。

　　酒疸下之，久久为黑疸，目青面黑，心中如啖蒜齑状，大便正黑，皮肤爪之不仁，其脉浮弱，虽黑微黄，故知之。

　　此论酒疸误下后转为黑疸之证候。

　　酒疸因于湿热，清利湿热是为正治，其有湿热结为府实者，必当下之，然攻下只可为权宜之计而不可久施，若久久屡下，必伤正气，正气伤而湿热之邪不去，反而内陷血分变为黑疸。肝为藏血之脏，心为主血之君，湿热蒸于脾胃，郁于心肝，故目青面黑，胃脘如食蒜泥而烧灼辣痛，湿热毒气熏溢肌肤，则皮肤爪之不仁，脉浮而弱，病者身肤黑中透黄，此即黑疸之证也。

　　师曰：黄疸病，发热，烦喘，胸满，口燥者，以病发时，火劫其汗，两热所得，然黄家所得，以湿得之，一身尽发热而黄，肚热，热在里，当下之。

此论火劫发黄之证治。

黄疸病，不离于湿，多湿热相加而成疸，然亦有因火劫而致者。《大论》云："太阳中风，以火劫发汗，邪风被火热，血气流溢，失其常度，两阳相熏灼，其身发黄"者是也。今此黄疸病，始时发热，烦喘，胸满，口燥诸证，皆火热内燔所为，本当寒凉清泄，而反用火法劫之，遂使火法之热与内蕴之热狼狈为奸，两热相得，交相烧灼，故致一身尽发热而黄也。此黄疸之因，在于火热内燔，其证除一身尽黄外，肚热一证，最炫人眼球，乃火热内燔之证，故其治法，当施茵陈蒿汤合栀子大黄汤攻下以去其热则病方可已也。

脉沉，渴欲饮水，小便不利者，皆发黄。

此再论黄疸病之病因病机。

脉沉者，主病在里也，渴欲饮水者，热灼阳明，胃中津液不足也，饮水后小便反不利，是水热互郁，内停不化，气化不行也，湿热互蒸，则黄疸必作矣。

腹满，舌痿黄，躁不得睡，属黄家。

此再论黄疸之临床见证。

腹满，中焦郁滞，腑气不行也，舌痿黄，脾虚之象也，躁不得睡，太阴阴盛阳衰，神气躁乱，故不得卧，此虽非湿热发黄，然亦黄家之一证，是谓虚黄者也。

黄疸之病，当以十八日为期，治之十日以上瘥，反极为难治。

此论黄疸病之预后。

黄疸病，故在湿热，其湿热所殃之脏腑，则在脾与肝，脾土成数为十，肝木成数为八，数至成则正气盛，正气盛则邪气退，故黄疸病之治疗当以十八日为最佳时机，治之十日时，脾气已盛，故当差，若十日时病反极，极者，病加剧也，此脾土衰败之象，正气难复，故难治。此古人预测之言，参考之可也，不必拘泥。

疸而渴者，其疸难治；疸而不渴者，其疸可治；发于阴部，其人必呕；阳部，其人振寒而发热也。

此再论黄疸病之预后。

疸病成于湿热，治之者法当清利湿热，疸而渴者，是热盛而津液已伤，药用清热尚可，而利湿则不宜，故曰难治，不渴者津未伤，清热利湿俱施，工不碍手，故曰可治；疸病之发于阴部者，病位深沉在脏腑，湿热邪气上逆故必呕；发于阳部者，病情轻浅，湿热在肌表经络，故见振寒而发热也。

谷疸之为病，寒热不食，食即头眩，心胸不安，久久发黄为谷疸，茵陈蒿汤主之。

茵陈蒿汤

茵陈六两　栀子十四枚　大黄二两

上三味，以水一斗，先煮茵陈减六升，内二味，煮取三升，去滓，分温三服，小便当利，尿如皂角汁状，色正赤，一宿腹减，黄从小便去也。

此论谷疸热邪偏盛之证治。

谷疸，病在阳明胃与太阴脾，热积阳明故发热，湿流太阴故恶寒，湿热郁蒸中焦，胃不内，脾不化，故不能食，食则食滞中焦，阻碍清浊之升降，故头眩，阳明热盛，内蒸太阴之湿，湿热之气从胃而上扰心胸，故心胸不安，如此久久不已，则身必发黄，是为谷疸，治以茵陈蒿汤。

茵陈味苦性寒，苦以燥湿，寒以清热，最善发越陈腐之气，退湿热蕴郁之黄疸；栀子清利三焦之火，使湿热郁毒从小便而去，大黄荡涤阳明之燥结，使湿热郁毒从大便而下，三药合济，乃治热甚于湿者谷疸之良方。

【病例41】摘自《临证医案笔记》。

身面俱黄，色光而润，脉见沉实，此阳明实热内攻，故但汗出，腹满口渴，二便不利，瘀热在里，则发而为阳黄也，当用茵陈蒿汤治之。

黄家，日晡所发热，而反恶寒，此为女劳得之；膀胱急，少腹满，身尽黄，额上黑，足下热，因作黑疸；其腹胀如水状，大便必黑，时溏，此女劳之病，非水也，腹满者难治，硝石矾石散主之。

硝石矾石散

硝石　矾石（烧）各等分

上二味为散，以大麦粥汁，和服方寸匕，日三服，病随大小便去，小便正黄，大便正黑，是候也。

此论女劳疸（黑疸）瘀血内积之证治。

疸病不离阳明，故应日晡所发热，而女劳疸多因女劳而耗伤肾阳，阳气虚而不煦，故其日晡时反恶寒也。膀胱急，谓欲溺不能之难耐，少腹满，腹胀如水状，大便黑，时溏，皆女劳损伤肾中真阳，阳虚不化所致；足下热者，女劳非独损伤肾阳，肾阴亦因之而虚耗之故也，阴虚则阳不函，真阳下泄故足下热；额上黑，乃黑疸之证，谓黄中透出黑色也。黑为水色，然此黑色乃女劳肾虚，黄疸变为女劳疸之黑，非水也。

治女劳疸之药，仲景用硝石矾石散，硝石走血分，攻坚破积，矾石走气分燥湿敛湿，服后小便色黄，大便色黑，是黑疸将愈之征。以药测证，此女劳疸当兼有瘀血内积，不然不可用也。

酒黄疸，心中懊憹，或热痛，栀子大黄汤主之。

栀子大黄汤

栀子十四枚　大黄一两　枳实五枚　豉一升

上四味，以水六升，煮取四升，分温三服。

此论酒疸而偏于热盛者之治法。

因嗜酒而成疸者，谓之酒黄疸，酒性湿热，湿热内扰故心中懊憹，甚或热痛，治以栀子大黄汤，以栀子清三焦湿热使从小便而去，以大黄攻逐湿热郁毒使从大便而去，更用枳实破积导滞，豆豉发郁止烦，则酒黄疸可已也。

《千金方》中所载枳实大黄汤即此方，治伤寒饮酒，食少饮多，痰结发黄，酒疸心中懊恼而身不甚热或干呕者；《肘后方》以此方治醉后当风入水而致心中懊恼，足胫满，小便黄，饮酒发赤斑黄黑之酒疸；《医醇賸义》以此方治疗酒疸之热甚脉实者。

诸病黄家，但利其小便，假令脉浮，当以汗解之，宜桂枝加黄芪汤主之。（方见水气病中）

此论黄疸而兼表虚者之治法。

黄疸源于湿热，湿去则疸已，故治疗黄疸之原则乃但当利其小便。条文中所言"假令脉浮，当以汗解之"，是言此类黄疸必兼有外感表证者，当用发汗法，非谓黄疸脉浮即当以发汗解之。证之临床，黄疸而见脉浮者不在少数，其为热盛气浮而致脉浮，并非脉浮即是表分有邪，故此条所论桂枝加黄芪汤之证治，乃黄疸表虚而兼有风邪外感之治法，以桂枝汤调和荣卫，驱散风邪，加黄芪固表气，实荣卫，而后再图黄疸之治。

诸黄，猪膏发煎主之。

猪膏发煎

猪膏半斤　乱发如鸡子大三枚

上二味，和膏中煎之，发消药成，分再服，病从小便去。

此论黄疸之简易治法。

程云来注此条，扁鹊有疗黄经，明堂有烙三十六黄法，猪膏发煎之治诸黄当是黄之轻者，金鉴则谓猪膏发煎治诸黄未必尽然，恐有脱简，甚是。猪膏发煎，乃润燥化瘀之药，能否治黄疸，确未可知，抑或古代医家之简易方、单验方而已。

黄疸病，茵陈五苓散主之。

茵陈五苓散

茵陈蒿末十分　五苓散五分

上二物，和，先食饮方寸匕，日三服。

此论黄疸湿邪偏盛之治法。

湿甚于热之黄疸，其黄必色晦暗不泽，不如热甚于湿之其黄如橘子色也，其人必伴见小便不利，身体臃肿沉重，脘腹痞满，舌胖苔腻诸湿证。治以五苓散气化利水祛湿，以茵陈清热除湿而退黄。

《三因方》谓此方治伏暑郁而发黄，小便不利，烦渴者；《严氏济生方》治伏暑郁而发黄，则于五苓散中去桂枝；《证治准绳》谓此方治伤寒温湿热病感冒后，发为黄疸，小便黑赤，烦渴发热，不得安宁，用生料五苓散一两，加入茵陈半两，车前子一钱，木通、柴胡各一钱半，若酒后得者加干葛二钱，灯心草五十茎，水一碗，煎八分，连进数服，小便清利为愈。

黄疸腹满，小便不利而赤，自汗出，此为表和里实，当下之，宜大黄硝石汤。

大黄硝石汤

大黄　黄柏　硝石各四两　栀子十五枚

上四味，以水六升，煮取二升，去滓，内硝更煮，取一升顿服。

此论黄疸热盛兼血瘀者之证治。

腹满，实热燥结，腑气不通故也，小便不利，水湿内蓄不化故也，小便色赤，当是尿中夹血而然，以湿热蕴迫血分之故，自汗出者，阳明郁热迫津外泄故也。此黄疸乃阳明热盛，煎迫血分所致，故治以大黄硝石汤峻下郁热，以大黄涤荡阳明之邪、栀子导热下渗、黄柏清下焦湿热，以硝石入血分化瘀破积散结也。

黄疸病，小便色不变，欲自利，腹满而喘，不可除热，热除必哕，哕者，小半夏汤主之。（方见痰饮中）

此论黄疸病兼哕者之证治。

哕，即呃逆，喉中连连作声，有声而无物，此肝气迫胃，胃气上逆所致。黄疸病虽系湿热为患，然不可过分除热而损伤胃气，胃气在于脾阳，伤则胃寒，肝气乘犯，胃寒肝迫则气逆，故哕。此时治法当先治其哕，以小半夏汤温散胃中寒湿而降逆止哕也。

诸黄，腹痛而呕者，宜柴胡汤。（即小柴胡汤，方见呕吐中）

此论黄疸病腹痛而呕者之证治。

黄疸病，病在脾胃肝胆，若见腹痛而呕者，乃肝胃不和，胆气上逆，故宜先用小柴胡汤和解少阳，疏肝和胃，而后再图黄疸之治。

男子黄，小便自利，当与虚劳小建中汤。（方见虚劳中）

此论虚劳发黄之证治。

男子虚劳，亦常发黄，乃精血虚而不荣肌肤之发黄；而黄疸之黄，乃湿热熏蒸而发黄；二者之别，在小便利与不利及黄色枯萎与否。湿热黄疸必小便不利，黄如橘子色，今小便自利，身黄而枯萎，则虚劳发黄之明证，故治以小建中汤，建立中气，康复脾胃，培补气血生化之源，其黄遂去矣。

附方

瓜蒂散，治诸黄。（方见暍病中）

以瓜蒂为细末，吹入鼻中，流出黄水，黄即退。

此古人退黄之捷法，尝流传于民间，以瓜蒂为细末，笔管或卷纸吹入鼻中，鼻中自滴黄水，黄水滴尽而黄自退，坊间尝屡试不爽。

《千金》麻黄醇酒汤，治黄疸。

《千金》麻黄醇酒汤

麻黄三两

上一味，以美清酒五升，煮取二升半，顿服尽。冬月用酒，春月用水煮之。

此亦民间退黄之捷方，用治湿热郁于肌表之黄疸，用醇酒煎煮麻黄以发越取汗，汗出如黄水，汗退黄即已，坊间亦常用，屡试有效。

惊悸吐衄下血胸满瘀血病脉证并治第十六

寸口脉动而弱，动即为惊，弱即为悸。

此以脉诊论惊与悸。

寸口，谓两手脉，动脉摇摇不安，气血逆乱之象，弱脉软弱无力，气血虚弱之象。人受惊吓，气血卒乱，六神摇曳无主，则脉动不宁，故动即为惊，此惊自外来也；人若气血亏损，不能养心，心失所依而心悸不安，故弱即为悸，此悸由内生也。然惊之于悸，常常互见，人受惊吓，心神惧怯之际，常心悸不宁；而常心悸之人，每每易被惊吓而见神情惧怯。故此条虽以脉之动与弱而别惊与悸，证之临床，心血心气虚弱者，脉常动弱并见，故不可强分也。

师曰：夫脉浮，目睛晕黄，衄未止，晕黄去，目睛慧了，知衄今止。

此以望目色诊断衄血之预后。

脉浮，谓阳气上浮，阳气上浮则血气上涌，所谓火犯阳经血上溢也，血气上涌则目睛晕黄，目睛指白眼球，如此则衄血难止；倘目睛晕黄去，目睛慧了，则阳热去而血已宁，血宁则衄血自止也。

又曰：从春至夏衄者太阳，从秋至冬衄者阳明。

此以季节以诊断衄血病之所因。

从春至夏，由生而长，天地阳气在外，主表；从秋至冬，由收而藏，天地阳气在内，主里；太阳主外，阳明主里，故从春至夏衄者，是阳气外动而致，从秋至冬衄者，是阳气内盛而致，太阳、阳明，表里之谓也。

衄家，不可发汗，汗出必额上陷，脉急紧，直视不能眴，不得眠。

此论衄家治疗之禁忌。

衄者失血，血汗同源，故衄家不可在发汗，更伤其血，血更伤则脉络空虚，故额上陷，血伤则脉络失养，失养则脉络挛急，故脉急而紧，目得血则灵动自如，心得血养则神气宁，血既重伤，心目皆失所养，故直视不能瞬，不得眠也。

病人面无色，无寒热，脉沉弦者，衄；浮弱，手按之绝者，下血；烦咳者，必吐血。

此论衄、下血、吐血临证之别。

病人面无色者，面色苍白无血色也，举凡失血者，多见面无血色，《灵枢》所谓"血脱者色白，夭然不泽"是也，失血之人，不关外感，故亦少伴寒热之证。沉脉主肾虚，弦脉主肝盛，肾阴不能涵养肝木则肝阳挟血而逆上，故常衄；浮脉主阳浮，弱脉主血虚，按之脉绝者下焦血亏不充，血既虚则阳易上浮，故下血之人脉多浮弱；火热扰心则烦，火热灼肺则咳，火热上犯血必上溢，故烦咳者，必吐血也。

夫吐血，咳逆上气，其脉数而有热，不得卧者死。

此论吐血而阳热亢盛无制者必死。

血者属阴，吐血而见咳逆上气，是阴血虚而火热炎上灼肺，火克于金所致，倘此时再见其脉数而发热，不得卧，则阳热之邪，亢盛无制，金不堪克，阴气欲竭，阴阳离绝之象，故死。

夫酒客咳者，必致吐血，此因极饮过度所致也。

此论饮酒之恶果。

酒者热毒聚集之物，最易动血伤肝，饮之过度，必动其血而致吐血，故酒虽佳酿，不可过饮也。

寸口脉弦而大，弦则为减，大则为芤，减则为寒，芤则为虚，寒虚相击，此名曰革，妇人则半产漏下，男子则亡血。

此论失血者之脉象。

寸口脉弦且大，营血失散之脉。血者属阴，阴血虚为减，减则阳气独张，故脉如弦；血气散逸，不循常道，故脉反大，此大，指下极虚极软而弥散之脉，其形中虚边实，脉名为芤；弦大相合，实即芤弦相兼之脉，斯名革脉，革脉之见，在女人或孕未成而半产，或经血淋漓漏下，在男子或跌打损仆，或亡精失血，皆元气虚损之证也。

亡血不可发其表，汗出则寒栗而振。

此论亡血家不可发汗。

血汗同源，而阳气又寓于血汗之中，亡血家失血已多，阳气亦随而亡，若虽外感，亦不可单发其表，发之则血益虚，阳气更伤，身无血濡，体无气煦，故寒栗而振也。

病人胸满，唇痿，舌青，口燥，但欲漱水不欲咽，无寒热，脉微大来迟，腹不满，其人言我满，为有瘀血。

此论瘀血之诊断。

血瘀不行，气阻不散，故胸满，血瘀不荣于唇，不濡于口，故唇痿、口燥，但欲漱水不欲咽，血瘀在内，不关表分外感，故无寒热，血瘀则脉道不畅，故脉微大来迟，迟者，涩滞不利，此迟脉非寒凝胸腹腔而致，不关脏腑气机升降，乃寒凝脉络之脉迟，故病人自觉其满，而并不腹满。凡此种种，胸满、唇痿、口燥但欲漱水不欲咽、腹不满自觉满、脉微大迟涩，皆瘀血之的证，临床但见一二即可瘀血诊。

病者如热状，烦满，口干燥而渴，其脉反无热，此为阴状，是瘀血也，当下之。

此再论瘀血之诊断及其治疗。

病人如热状，谓其人虽自觉发热而抚之并未发热也；烦满者，谓心胸之中郁郁闷乱也；口干燥而渴，是血瘀而津气不潮于口舌所致也；脉微大迟涩，乃血瘀而致血流涩滞不利，脉道不得充盈之故也。凡此皆血瘀不行之证，故当诊为瘀血，瘀血之治法当以攻逐所瘀，如桃核承气汤、抵当汤、丸之类可也。

火邪者，桂枝去芍药加蜀漆牡蛎龙骨救逆汤主之。

桂枝救逆汤

桂枝（去皮）三两　甘草（炙）二两　生姜三两　大枣十二枚　蜀漆（去腥）三两　牡蛎（熬）五两　龙骨四两

上为末，以水一斗二升，先煮蜀漆，减二升，内诸药，煮取三升，去滓，温服一升。

此论火邪之治法。

火邪者，因火法施用失当，遂变为致病之邪者也。火毒肆虐，为祸人体，后患种种不一。此方所治，乃因火法而致亡阳者。大论云：伤寒脉浮，医以火迫劫之，亡阳，必惊狂，卧起不安者，以此方助阳抑阴，敛正镇惊，止狂救逆。

心下悸者，半夏麻黄丸主之。

半夏麻黄丸

半夏　麻黄各等分

上二味，末之炼蜜和丸，小豆大，饮服三丸，日三服。

此论心下悸之治法。

心下悸，即胃之上脘处悸动不安，心下悸，致病之因甚多，以方测证，则此心下悸乃水停胃脘，水气妄动所致，故以半夏逐水化痰，以麻黄发越水气。

吐血不止者，柏叶汤主之。

柏叶汤

柏叶　干姜各三两　艾三把

上三味，以水五升，取马通汁一升，合煮，取一升，分温再服。

此论吐血之治法。

吐血不止，谓此吐血者，虽治而不止也。吐血、衄血，人皆知火迫则血溢，治法常以寒凉，不晓寒伤气虚亦令吐衄，此条所云吐血，虽经治疗而仍不止，乃为寒凉伤胃，气不摄血，胃寒气逆，挟血而吐者也。故以柏叶之辛温清肃，引血下行，以干姜、艾叶之辛温守中，温脾暖胃而宁血，马通汁，白马之粪加水搅取，马为火畜，其粪性热而下行，四味合力，吐血自止。

【病例42】摘自《续名医类案·孙文恒》。

黄氏妇产未弥月，醉犯房事，血来如崩，发热头晕，大小便俱热，脉洪大，以竹茹、蒲黄、芍药各三钱，香附、茯苓、侧柏叶各七分，甘草、炮姜、艾各三分，血止大半。腰犹胀痛，下午胸膈饱闷，改川芎五分，当归、茯苓、补骨脂、蒲黄、香附各八分，姜炭、甘草各一分，陈皮七分，人参一钱而愈。

下血，先便后血，此远血也，黄土汤主之。

黄土汤（亦主吐衄血）

甘草　干地黄　白术　附子（炮）　阿胶　黄芩各三两　灶中黄土半斤

上七味，以水八升，煮取三升，分温二服。

此论后血之治法。

下血，大便出血也。大便出血，有近血，有远血。此则远血之证治也。远血者，先便粪而后便血，其因在脾，脾气虚寒，统摄无权所致，治宜黄土汤，以白术、甘草、灶中黄土，温燥健脾而益气，附子补命火以生脾土，阿胶地黄滋阴益血而止血，又恐诸药温燥太过，故再以黄芩合甘草抑火气之太过而清理大肠。

《金匮衍义》载有伏龙肝汤，治下焦虚寒损，或先见血，后转便之"近血"，或利不利，用伏龙肝末五合，干地黄五两，阿胶、牛膝、甘草、干姜、黄芩、地榆各三两，发灰二合，以水九升，煮取三升，去渣，下胶煮消，再下发灰，分为三服。

《张氏医通》治阴络受伤，血泛内溢，先血后便，及吐血衄血，色瘀晦者，亦治产后下利。

《类聚方广义》以黄土汤治吐血下血，久久不止，心下痞，身热恶寒，面青，体瘦，脉弱，舌色刷面；或腹痛下利，或微肿者；又治脏毒痔疾，脓血不止，腹痛濡泄，小便不利，面色萎黄，日渐瘦瘠，或微肿者。

《用方经验》载治妇人崩血不止，男子下血久久不愈，面色萎黄，掌中烦热，爪甲干涩，脉数胸动，或见微肿者，俱得效。

下血，先血后便，此近血也，赤小豆当归散主之（方见狐惑中）。

此论近血之证治。

近血者，先便血而后便粪，其过在大肠，火热湿毒浸渍肠道，致肠道脉络破损而致，所谓肠风便血者是也，治宜赤小豆当归散，以赤小豆清肠道之湿热郁毒，以当归活血补血而止血。若合地榆散，或槐角丸则其效更佳。

心气不足，吐血，衄血，泻心汤主之。

泻心汤

大黄二两　黄连　黄芩各一两

上三味，以水三升，煮取一升，顿服之。

此论吐血衄血之治法。

心象如离，一阳而居二阴之中，主血液之运行，心气不足，离中一阳之不足也，此阳不足则主血之力不足，心中阴火亢，迫血上涌，故或吐血或衄血也。治宜泻心汤者，以大黄、黄连、黄芩泻心中之阴火使之下行，阴火不亢则血宁，则吐衄自止，此方之用，屡试不爽。

【病例43】摘自《续名医类案·薛立斋》。

治光禄张淑人下血，烦躁作渴，大便重坠，后去稍缓，用三黄汤加大黄至四两，方应。后又用三黄汤二十余剂而愈，此等元气百中一二。

【病例44】摘自《续名医类案》。

卢不远腊月十七，围炉露坐大半夜，次日爪甲尽折，先自十月间暴怒，顿时叫呼气喘辰顷，兹复火为郁，渐觉神黑昏瞀，至二十七夜，因房后患腹痛恶寒泄泻，服四神丸一大剂，泻痛竟止。早间肛右有核，其痛渐近尾闾，暮痛不可反侧，次暮以水化熊胆涂之，立觉凉气直上，肺左痛渐缓，（火毒悉内串矣）中夜吐痰，痰内见血一二点，辰时痔出白脓，竟可起坐，十一日早方话顷，血从咳出，作意引定，煎六味丸料服，夜半睡觉，血即上壅如潮，喘声如锯，进童便得六味煎药气稍定，才闻姜汤气血即随涌，平旦始缓，夜再发如前，寐则背心蒸热，醒即血来，咽喉如切截断，一涌盈掬，心急躁乱欲多语言，声一响而血游至，至十三早，议下莫敢应，至晚势急，似无生理，乃用泻心汤配血药下之不应。用水调大黄末服，转欲去衣被，啜芩连苦寒如甘旨，至五更强进清米饮，药力忽转，解黑粪瘀秽不可近，凡三次，血来稍平。十五寅时立春，以建莲浓煎呷之甚美，少间，足心汗出，次及手心背心，一日安和。暮，又吐鲜血数口，以赤小豆连召合泻心方法服之，觉上身气即开，脐下不动而闷，汗出似前者三日，血亦渐减。二十外，大便如青泥，次下如铁弹者二三枚，血方净尽。溯病之由，以火郁误认肾虚，服四神丸，致祸几死。良医自病犹尔，矧其他耶！

呕吐哕下利病脉证并治第十七

夫呕家有痈脓，不可治呕，脓尽自愈。

此论呕家之辨治。

有声有物之谓呕。呕家，常呕之人。呕之为病，其因甚多，或因寒，或因热，或因气，或因饮食，此则因胃中有痈脓者之呕也。痈脓之病发于胃中，腐恶之气上逆故常呕，治之之法，不可循降逆止呕之常法，而当以清解热毒，消痈排脓，脓液尽，恶腐彻，其呕自止，此所谓不可治呕，脓尽自愈之意也。

先呕却渴者，此为欲解；先渴却呕者，为水停心下，此属饮家；呕家本渴，今反不渴者，以心下有支饮故也，此属支饮。

此论呕之因于支饮者。

《痰饮》篇云：咳逆倚息，短气不得卧，其形如肿，谓之支饮。然支饮为病，证见殊多，支饮在肺者，喘不能卧，不得息，加短气；支饮在膈间者，其人喘满，心下痞坚，面色黧黑；支饮在心下者，其人苦眩冒；支饮在胸中者胸满，久咳，咳烦，胸中痛，苦冒；此条所述亦支饮之见证，乃支饮在胃之呕。若先呕而后渴者，是胃中水饮从呕而去，故此支饮为欲解，然胃中津液亦因呕而耗伤故渴；若先渴而后呕，乃因饮水过多不能即化，流潴胃中，随气上逆而致，故此呕亦为支饮之一证，而支饮之形成亦因于饮水过多而致也。

问曰：病人脉数，数为热，当消谷引食，而反吐者，何也？师曰：以发其汗，令阳微，膈气虚，脉乃数，数为客热，不能消谷，胃中虚冷故也。脉弦者，虚也，胃气无余，朝食暮吐，变为胃反，寒在于上，医反下之，今脉反弦，故名曰虚。

此论胃反病之病因病机。

胃气当以下行为顺，今反逆而上行，故致呕不能食，食后反呕，是谓胃反。胃反者，今之噎膈病者是。此条所述胃反之因，从脉说起，数脉属阳主热，其数而有力者，胃热脾健，当杀谷引食；若数而微弱无力，是虚阳上浮之数，乃脾胃阳虚，内化失司之象，虚则不可汗下，汗下则更戕伤中阳，伤胃败脾。若医不慎，不辨数脉之虚实，妄用汗、下，戕伤后天，以致脾阳衰败，胃气溃竭，数脉去而弦脉见，此肝木乘土，胃寒脾败，反上逆行之象，而为胃反病也。

寸口脉微而数，微则无气，无气则荣虚，荣虚则血不足，血不足则胸中冷。

此承上条而论数脉之虚实。

脉数而洪大有力者，实也，乃消谷之脉；若脉数而微弱无力者，虚也，脾胃虚寒之象，何能消谷？微则无气者，阳气之虚也，气以生血，血以化气，无气何以生血，无血何以化气，气血俱虚，不荣不煦，故胸中冷也，胸中冷则脾胃俱冷，岂不胃反乎！

跌阳脉浮而涩，浮则为虚，涩则伤脾，脾伤则不磨，朝食暮吐，宿谷不化，名曰胃反，脉紧而涩，其病难治。

此再论胃反之病机及其预后。

跌阳脉，脉胃气也，跌阳脉浮而涩，则胃气虚浮，不守于内，脾气伤，难司运化，胃虚不守则不能内谷，脾虚不运则谷不能化，脾胃气衰，则胃反病成，若更见紧脉，则寒邪又盛，脾胃气衰而寒邪乘凌，则病尤难治也！

病人欲吐者，不可下之。

此论欲吐者不可下。

欲吐者，心中温温液液，淡淡荡荡，思吐而吐未出也，此为邪在胃之上脘，经曰：其高者，因而越之，淡盐汤、栀子豉汤因势而导，促其吐出即愈可也，而不可下，以邪不在下焦肠道故也。

哕而腹满，视其前后，知何部不利，利之即愈。

此论哕而腹满之治法。

有声无物谓之哕。哕者，因腹中气满，不得下行，反逆而上冲故哕。治之之法，当审腹满因何而致，审因以治，故当视其前后。视其前后者，究其大小便也，或大便不通而腹满气逆，则通其大便，或小便不通而腹满气逆，则利其小便，便通则气降，气降则哕止。

呕而胸满者，茱萸汤主之。

茱萸汤

吴茱萸一升　人参三两　生姜六两　大枣十二枚
上四味，以水五升，煮取三升，温服七合，日三服。

此论呕而胸满者之治法。

呕而胸满，其因不一，此呕而胸满者治以吴茱萸汤，则以胃中寒湿所致也。胸者，阳位也，阳明之地，寒湿中阻于胃，气机壅滞而逆于胸，故哕而胸满，病机在胃，故以吴茱萸、生姜温散胃中寒湿，人参、大枣培土健脾，寒湿去，脾胃健，气机升降自如，则满消哕止。

此方既可温散脾胃寒湿，又可温肝散寒降逆，林礼丰云：呕而胸满，阴邪占据阳位也，重用吴茱萸、生姜之大辛大温，以通胸中之阳，以破阴霾之气，佐以人参、大枣之一阴一阳，一健脾胃之气，以镇逆上之阴，使阳光普照而阴霾自消。《肘后方》载其可治食毕噫醋及醋心，《三因方》载其可治气呕胸满不纳食，欧吐涎沫，头痛。

【病例45】摘自《曹仁伯医案》。

初诊，上焦吐者从气，气属阳，是阳气病也；胸为阳位，阳位之阳既病，则其阴分之阳，更属大虚，不言而喻。恐增喘汗。

吴茱萸　干姜　人参　川附　茯苓　半夏　木香　丁香　炙草　饴糖食盐　陈皮

再诊：进温养法，四日不吐，今晨又作，想是阳气大虚，浊阴上泛，究属隔证之根，不能不虑其喘汗。

前方去干姜，加当归、生姜。

干呕，吐涎沫，头痛者，茱萸汤主之。（方见上）

此再论肝寒气逆而呕之证治。

干呕，呕声高而无饮食之物也，吐涎沫，谓所呕之物唯为涎沫，头痛者，呕涎沫之中伴见头痛也。此肝寒气逆，干犯中焦脾胃，寒湿浊阴之气中阻上逆，充塞清窍所致，故治以茱萸汤暖肝温胃，化浊降逆也。

呕而肠鸣，心下痞者，半夏泻心汤主之。

半夏泻心汤

半夏（洗）半升　黄芩三两　干姜三两　人参三两　黄连一两　大枣十二枚　甘草（炙）三两

上七味，以水一斗，煮取六升，去滓，再煮三升，温服一升，日三服。

此论呕而肠鸣心下痞者之治法。

半夏泻心汤，为治心下痞之方，其痞，乃寒热错杂，痰气内阻之痰痞也。寒热相击故肠鸣，痰气内阻故痞满，气郁于中而逆于上故呕。此证虽痞而肠鸣，但呕为病者之最苦，故以黄连、黄芩除其热，以干姜、炙甘草除其寒，人参、大枣补中土而安脾胃，君用半夏以祛痰降逆止呕也。

《外台秘要》云：删繁半夏泻心汤，即本方去大枣，加桂心二两，疗上焦虚寒，肠鸣下利，心下痞坚，亦临床活用之典例也。

干呕而下利者，黄芩加半夏生姜汤主之。

黄芩加半夏生姜汤

黄芩三两　甘草（炙）二两　芍药二两　半夏（洗）半升　生姜三两
大枣二十枚
上六味，以水一斗，煮取三升，去滓，温服一升日再，夜一服。

此论干呕下利者之治法。

此亦声高无物之干呕也，然而兼见下利，乃少阳气逆，脾胃不和，邪乱于中之证。少阳胆气犯胃则干呕，邪热下注肠道则下利，此或伴见口苦胁腹满闷诸证，治以黄芩汤以泄少阳之热而安中和胃，以期清热利湿，厚肠止利，再加半夏降逆而止呕也。

诸呕吐，谷不得下者，小半夏汤主之。（方见痰饮中）

此论痰饮呕吐者之治法。

诸呕吐，谓诸多呕吐之人，谷不得下，谓因呕而不能进食者。治此呕吐以小半夏汤者，谓此类呕吐者乃由痰饮内停胃脘，胃气不降，痰饮上逆之所致也。《痰饮》篇云：呕家本渴，渴者为欲解，今反渴者，心下有支饮故也，小半夏汤主之。故知此诸呕而谷不得下者，乃因痰饮停于心下所致，痰饮去则胃气降，故用小半夏汤化痰饮降浊逆而治之。

呕吐而病在膈上，后思水者，解，急与之。思水者，猪苓散主之。

猪苓散

猪苓　茯苓　白术各等分
上三味，杵为散，饮服方寸匕，日三服。

此论呕后思水，饮而复呕者之治法。

呕吐之病有因膈气上逆而致者，故云呕吐而病在膈上。膈者，胸胃中间之隔膜，胸中心肺所居，为清净之地，胃者水谷之海，浊物混杂之处，故以隔膜以隔之。人或情志不畅，寒热不慎，俱可致气机失畅，膈气上逆而呕吐，呕吐者常使胃中津液耗伤，故呕吐之后有思水以自救者，大论云：当少少与饮之，其证自解。倘大饮过度，水气复积于胃，则或呕吐、眩、悸遂生，则当急与猪苓散以治水。猪苓散中猪苓苦甘淡平，泄滞利窍，入膀胱、肾，利便行水，治懊恼消渴，肿胀淋浊，泄利疟疟；茯苓甘温，益脾助阳，淡渗除湿，入肺泻热，下通膀胱，宁心益气，调理营卫；白术苦燥湿，甘补脾，温和中，补气血，生津液，利小便，止泻泄，此乃健脾利水之剂，水饮内积不化者用之甚效。

呕而脉弱，小便复利，身有微热，见厥者难治，四逆汤主之。

四逆汤

附子（生用）一枚　干姜一两半　甘草（炙）二两

上三味，以水三升，煮取一升二合，去滓，分温再服。强人可大附子一枚，干姜三两。

此论因寒而呕之治法。

此条见于大论厥阴篇，乃少阴阳虚，阴寒犯胃而呕之治。脉弱者少阴真阳虚之脉，肾阳虚则脾阳虚，胃中自寒，寒气上逆故呕作；小便复利，谓小便多而不禁，命门阳虚不摄也，身有微热，虚阳之外浮也，见厥则真阳欲绝，无以温煦四肢，故治以四逆汤以急救回阳也。

呕而发热者，小柴胡汤主之。

小柴胡汤

柴胡半斤　黄芩三两　人参三两　甘草三两　半夏半斤　生姜三两

大枣十二枚

上七味，以水一斗二升，煮取六升，去滓，再煎取三升，温服一升，日三服。

此论胆热犯胃而呕之治法。

此条亦见于大论厥阴篇。呕而发热者，少阳枢机不利，胆郁化热，上犯于胃，胃气上逆，故呕而发热也，治宜小柴胡汤疏肝利胆，清解少阳，少阳和而枢机利，胆热清则胃气安，则呕止热去矣。

胃反呕吐者，大半夏汤主之。千金云："治胃反不受食，食入即吐"。《外台》云：治呕，心下痞硬者。

大半夏汤

半夏（洗）二升　人参三两　白蜜一升

上三味，以水一斗二升，和蜜扬之，二百四十遍，煮药取二升半，温服一升，余再分服。

此论胃反呕吐之治法。

胃反，胃寒气逆而上翻也，或朝食暮吐，或暮食朝吐，此胃虽能内，而脾则不磨，所入之谷虽待而不化，脾胃元气将败之兆，可救以大半夏汤，以半夏降逆而止呕，以人参健脾益气，以白蜜和胃缓逆冲之气，于生死之际，或可图一二。

《肘后方》云可治膈间痰饮；《千金方》于本方加白术一升，生姜二两，可治胃反不受食，食已即吐；《外台秘要》云此方用泉水煎煮，可治反胃支饮；《三因方》以此方治心气不行，郁生痰涎，聚结不散，肠中沥沥有声者。可见此方应用之广。

食已即吐者，大黄甘草汤主之。

大黄甘草汤

大黄四两　甘草一两

上二味，以水三升，煮取一升，分温再服。

此论食已即吐之治法。

食后待时方吐者如朝食暮吐，暮食朝吐，乃为中焦虚寒，脾胃衰败；而方食即吐者，则为胃热火盛，火热上攻所致，故以大黄甘草汤治之，以大黄泻火通下，引热下行，以甘草安中和胃，则吐即可止也。

胃反，吐而渴欲饮水者，茯苓泽泻汤主之。

茯苓泽泻汤

茯苓半斤　泽泻四两　甘草二两　桂枝二两　白术三两　生姜四两

上六味，以水一斗，煮取三升　内泽泻，在煮取二升半，温服八合，日三服。

此论水饮内停而胃反之治法。

此胃反之又一真证。饮后待时而后吐出，吐后又渴而欲再饮，或其人边吐边饮，边饮边吐也，边吐者，水气内停不化，逆而上冲之故，边饮者，水不化津，吐又伤津，欲得求水以自救也。此胃反之因于水气不化者，故治以茯苓泽泻汤。以茯苓、泽泻导水下行，以白术、甘草培土制水，以生姜温散寒水而降逆止呕也。

大半夏汤，大黄甘草汤与此方皆治呕吐，大半夏汤用于虚寒性胃反呕吐，具有补虚安中之效；大黄甘草汤用于热实性呕吐，特点是食已即吐，具有泻热通便之效；而此方则用于水饮内停胃中之呕吐，特点是虽吐而渴欲饮水，具有健脾利水，通阳散饮之效。

吐后渴欲得水而贪饮者，文蛤汤主之。兼主微风，脉紧，头痛。

文蛤汤

文蛤五两　麻黄三两　甘草二两　生姜三两　石膏五两　杏仁五十枚
大枣十二枚

上七味，以水六升，煮取二升，温服一升，汗出即愈。

此论吐后风热犯肺之证治。

吐后津伤，故渴欲得水，而贪饮者，则热盛耗津之故。文蛤汤乃大青龙汤去桂枝而易文蛤，亦麻杏石甘汤而君文蛤增姜枣，从方测证，必吐后内伤津液，外受风寒，风热郁于肺中而咳喘烦躁。故以文蛤除烦渴，利小便，引热下行，以麻、杏、石、甘宣散肺中郁热而止咳平喘，以生姜大枣和胃益中，抚育吐后之伤损，麻黄协生姜，又可外散风寒而祛头痛。

干呕吐逆吐涎沫，半夏干姜散主之。

半夏干姜散

半夏　干姜各等分

上二味，杵为散，取方寸匕，浆水一升半，煮取七合，顿服之。

此论干呕吐涎沫之治法。

干呕吐逆，恶心吐逆而有声无物也，虽无物，而吐涎沫，此胃气虚寒，津液不化，津随气逆而吐出也。究其原因，亦脾胃虚寒之故，故治以半夏降逆气化痰涎，以干姜暖脾温胃而散寒也。

病人胸中似喘不喘，似呕不呕，似哕不哕，彻心中愦愦然无奈者，生姜半夏汤主之。

生姜半夏汤

半夏半升　生姜汁一升

上二味，以水三升，煮半夏，取二升，内生姜汁，煮取一升半，小冷，分四服，日三夜一服，停后服。

此论生姜半夏汤之所治。

诸家皆以为此属寒饮积在胸中之证治，余则以为不然也。似喘不喘，似呕不呕，似哕不哕，乃心中愦愦然无奈之证形，恐因寒水停于胸中，抑或痰食寒热郁于胸中，阻塞气机之升降，室碍胸阳不得布展，故似喘不喘、似呕不呕、似哕不哕，胸中愦愦无奈也。所治用生姜半夏汤者，以生姜辛温，入肺与脾，行阳分而祛寒发表，宣肺气而解郁调中，亦俱开痰消水去秽恶，行痹阻之力；半夏辛温，入肺脾胃，体滑性燥，能和胃健脾，除湿化痰，亦可发表开郁散结，降逆止呕。二味相伍，其降逆下气，散结开郁，最善其长，凡痰、湿、食、气、饮等郁结胸中者，皆可致似喘不喘、似呕不呕、似哕不哕，胸中愦愦然无可奈何，故凡见斯证者即当用之一试，效或可期。

干呕，哕，若手足厥者，橘皮汤主之。

橘皮汤

橘皮四两　生姜半斤
上二味，以水七升，煮取三升，温服一升，下咽即愈。

此论干呕哕而手足厥冷者之治法。

干呕、哕，皆有声而无物也，有声无物，明胃中无痰饮积食诸物，唯气逆而然；其伴手足厥者，乃脾胃失和，中气不运不达四肢故也；此属气滞脾胃，逆而夺路之呕、哕，故以橘皮宣通胃气，以生姜温中和胃，降逆而止呕哕，故曰下咽即愈。

哕逆者，橘皮竹茹汤主之。

橘皮竹茹汤

橘皮二升　竹茹二升　大枣三十枚　生姜半斤　甘草二两　人参一两

上六味，以水一斗，煮取三升，温服一升，日三服。

此论哕逆之治法。

哕逆，俗谓呃逆、打嗝忒，胃中虚气冲咽，膈气振动所发之声。呃逆之作，或因于寒，或因于热，或因肝郁气滞，皆无形之气伤于胃腑为患。方以橘皮宣疏胃气，以竹茹清胃中无形之热，以生姜散胃中无形之寒，以人参、甘草、大枣补益胃气以御寒热邪气之触犯，服后当愈。俗多简易法以止呃逆，或大口饮冷，或大口饮热，或卒然惊吓，或针刺合谷、内关等，皆可速取其效。

本方大量用陈皮、生姜，大于前方十六倍，其治哕逆之效甚佳，用途亦甚广。《千金翼方》以本方去大枣、人参，加半夏、紫苏治哕；《外台秘要》载深师以本方去竹茹、大枣，治伤寒呕哕，胸满虚烦不安；《活人书》以本方治动气在下，误汗后汗不出，心烦，骨节痛，目运恶寒，食则反呕，谷不得入；《三因方》于本方去大枣，加茯苓、枇杷叶、麦门冬、半夏，治胃热多渴，呕哕不食；《医林纂要》以本方治吐利后，胃虚膈热，哕逆，及久病虚羸，呃逆不止；《卫生家宝》于本方去大枣，加半夏，治一切吃逆，及伤寒中暑等症；《活人事证方后集》以本方治中暑痰逆恶寒；《伤寒蕴要》于本方去参、姜、枣，加半夏、茯苓、黄连、葛根，治胃中壅热而呕哕；《伤寒大白》于此方去大枣，加厚朴、半夏、藿香，治胃虚呃逆；日人尾台氏，用本方加半夏治小儿呗乳及百日咳，效极佳。

【病例46】摘自《静香楼医案》。

初诊：胃虚气热，干呕不便。

橘皮竹茹汤加芦根杭术。

再诊：呕止热退。

石斛　茯苓　半夏　广皮　青皮　杭术　芦根　枇杷叶

三诊：大便不通。

生首乌　元胡粉　枳壳

四诊：大便通，脉和，宜滋养。

石斛　归身　秦艽　白芍　丹皮　炙甘草　茯苓　广皮

夫六腑气绝于外者，手足寒，上气，脚缩；五脏气绝于内者，利不禁；下甚者，手足不仁。

此论脏腑气绝而致下利之诊断。

腑气、脏气之气，皆谓生阳之气，腑气绝、脏气绝之绝，皆谓阳气之虚衰而言，非脏腑之真气散绝之绝。六腑属阳，泻浊气而不藏，以通降为顺，六腑阳气不足不通，则手足寒冷不温，腑气不能通降，则气机上逆而上气，或为喘为呕为哕也，阳虚不煦，阴虚不濡，则筋挛而脚缩；五脏属阴，藏精气而不泄，而藉阳气以为功，脏气虚衰者阳气之衰也，阳气衰则失于藏储而中气下陷，故利下不禁，不禁者不止也，甚则精气虚耗殆尽，无以营养形体，故手足不仁，不仁者，麻痹而不晓痛痒也。总之，下利之作，或脏或腑，皆阳虚不化之故也。

下利，脉沉弦者下重，脉大者为未止，脉微弱数者为欲自止，虽发热不死。

此论下利之诊法。

下利，缘于脾肾阳虚，若见脉沉弦，则为肝气横逆脾土，气滞不行，故而下重，下重，即腰腹沉坠下迫也。若见脉大，则为正虚邪盛，故下利难止。若下利而见脉微弱数，则阳气振复，邪气衰退之象，故利将自止，阳气复而见发热，此病转佳境之兆，故虽发热不死也。

下利，手足厥冷，无脉者，灸之，不温，若脉不还，反微喘者死。少阴负趺阳者，为顺也。

此论下利者诊趺阳脉以决死生。

下利者，阴竭于下也，手足厥冷者，阳绝于外也，无脉者，阴阳两亏，气血并衰，此病之危而将殆者也。救治之法，唯灸法快捷，倘灸之而手足仍厥不温，脉仍不还，且增微喘，此阴阳离绝，元气上脱之象，故死。夫少阴者，先天生阳之根也，趺阳者，后天续命之本也，倘此时少阴趺阳皆有脉，而趺阳之脉更胜少阴，则胃气尚在，经云，人有胃气则生，故为顺而不至死也。

下利，有微热而渴，脉微（一本作脉弱）者，今自愈。

此论下利之自愈证。

下利而因于虚寒者，必阳复寒去方可愈，今有微热而渴者，是阳复寒去之象，脉微亦阳复邪衰之象，故自愈。

下利，脉数，有微热汗出，今自愈，设脉紧，为未解。

此再论下利愈与不愈之脉证。

下利病每因阳虚阴盛，夫脉数为热，乃阳复之脉；微热汗出，乃阳复之证，故下利倘见脉数、有微热、汗出者则为自愈；若脉复紧者，则知下利之时原本脉紧也，紧脉主病主于寒，则寒邪之甚而未去，故为未解。

下利，脉数而渴者，今自愈，设不差，必清脓血，以有热故也。

此再论下利阳复者当自愈。

下利因于阳虚不固，若阳气振复则下利止而可愈。脉数，阳复之脉，口渴，阳复之证，故见之利当自愈。若脉数而渴，利仍不止，则为阳复太过，热盛下迫而利，热灼肠道，腐肉败血，则清脓血也。清者，圊也，厕所之谓，此处作名词动用也。

下利，脉反弦，发热身汗者，自愈。

此论下利自愈之脉证。

下利，脾虚也，脾虚不当见弦脉，以弦脉应于肝，见之则肝木克脾土，为不吉之兆。今曰反弦者，乃生气迢递，柔和之弦，有别于责责如循刀刃之弦，此弦而见发热身汗，则生气振复之证，故曰自愈。

下利气者，当利其小便。

此论气利之治法。

病有下利气者，气利也，即自觉欲利而如厕后，肛门唯排气而并无粪便或粪便极少也。肛中排气，因气滞大肠，气之所以滞于大肠，乃因小便不利，膀胱满胀，致小腹气机不利，俱逼迫于大肠之故，旁开支路，利其小便则膀胱松软，气机得行，大肠窘势得以缓解，则下利气者自愈也。

下利，寸脉反浮数，尺中自涩者，必清脓血。

此论郁火迫于大肠之下利。

下利多因虚寒，寒则脉应沉迟，今曰寸脉反浮数者，是郁火积郁大肠也，大肠气机为热所迫，故致下利。寸脉谓右手之寸脉，大肠居于右寸故也，肠中津液为热煎熬则下利脓血。清者，圊也，即今之厕，清，名词动用法。

下利清谷，不可攻表，汗出必胀满。

此论虚寒下利兼表证之治法。

下利清谷，乃脾肾阳虚，不能蒸化水谷而然，脾肾阳虚者，卫外之力不及，常易外感，倘见外感表证，则不可先予发汗攻其表，以发汗后其阳益虚，阳益虚而里寒益盛，则下利益甚。寒性凝滞，气机运行迟滞，浊阴不化，则必致胀满之变。

下利，脉沉而迟，其人面少赤，身有微热，下利清谷者，必郁冒，汗出而解，病人必微微，所以然者，其面戴阳，下虚故也。

此论下利戴阳证。

下利，脉沉迟，胃肠之阳气虚也，其人面少赤，是下焦真阳虚极不得潜藏而越戴于上也，斯则为戴阳证者是也。身有微热，亦虚阳外越之象，下利清谷，完谷不化之下利，乃中焦阳虚至极，脾胃内化功能已衰败之故也。此虽阳虚至极，已然成戴阳下利证，然亦有喜出望外时，即已虚之阳或可振复，与寒相争，逐邪外出，则身或见微热徐徐，郁冒汗出而得解也。

下利后，脉绝，手足厥冷，晬时脉还，手足温者生，脉不还者死。

郁冒汗出而得解也。

此论下利后生死辨。

下利之后，必阳气阴血俱虚，阳气虚则脉动无力，阴血虚则脉道瘕涩，故其脉绝，脉绝者，诊之脉不应手也。手足厥冷者，因下利而致阳气暴脱不温于四肢也。阳气虚脱，阴血竭绝，脉道不充，此阴阳并脱之死证也。晬时者，一昼夜也，脉还者，有脉可诊也，若此将死之人，经一昼夜之后脉得复还，手足温热，则是摇摇欲坠之阴阳未至竭绝，尚有阴复阳回之兆，故或可回生；若经周时而脉仍不还，手足仍冰冷不温，则是真阴真阳已绝而不复，故其必死矣。

下利腹胀满，身体疼痛者，先温其里，乃攻其表，温里宜四逆汤，攻表宜桂枝汤。

桂枝汤

桂枝（去皮）三两　芍药三两　甘草（炙）二两　生姜三两　大枣十二枚

上五味，哎咀，以水七升，微火煮取三升，去滓，适寒温服一升，服已，须臾啜稀粥一升，以助药力，温覆令一时许，遍身架梁微似有汗者益佳，不可令如水淋漓。若一服汗出病差，停后服。

此论厥阴下利兼太阳表证之治法。太阳篇曰：伤寒，医下之，续得下利，清谷不止，身疼痛者，急当救里；后，身疼痛者，急当救表。救里宜四逆汤，救表宜桂枝汤。斯以明太阳之气表里同病者之治疗大法，当先里而后表也。本条则以明厥阴之气病，下利而兼太阳表证者之治法。厥阴为阴极阳生、阴阳错乱之地，下利腹胀满者，阴寒盛而阳尚不及，肝气乘势横于中土，中焦之气不运也，身体疼痛者，风寒之邪兼感于太阳之表也。里虚寒而兼太阳表，自宜先温其里以四逆汤辈，而后方解其表或桂枝汤，不尔，则表邪乘虚内陷，更增起病也。

下利，三部脉皆平，按之心下坚者，急下之，宜大承气汤。

此论实热下利之可下者。

下利而三部脉皆平，谓此虽下利而正气未伤，故其三部脉皆平。三部，寸、关、尺三部也，平者，脉犹如常脉，而非沉细弱涩也；按之心下坚者，抚按心下块垒坚硬也。心下者胃之称谓。此则下利之所由生，乃因胃肠燥热宿食坚结之故也。经云：治病必求其本，去心下之坚积，攻胃肠之燥结，则利自止，故云急下之，宜大承气汤。

下利，脉迟而滑者，实也。利未欲止，急下之，宜大承气汤。

此承上再论实热下利而仍当攻下者。

下利脉平心下坚，是因心下坚而下利，故当急下之，此下利脉迟而滑者，宿食内积胃肠，挤压脉道所致，故曰：实也，既为宿食积滞而致实证之下利，则当祛其宿积，故亦云急下之，宜大承气汤。

下利，脉反滑者，当有所去，下乃愈，宜大承气汤。

此仍论实热下利之当下者。

滑脉主痰，主宿食积滞，下利而脉反滑，再伸下利之因于宿食积滞而致，宿食积滞不去则利不止，故云当有所去，仍治以大承气汤。

下利已差，至其年月日时复发者，以病不尽故也，当下之，宜大承气汤。

此论下利反复发作之治法。

下利一证，各人不同，其有下利差后，至其年月日时而复发作者，乃由当时致病之根结未去故耳，至其生病之年月日时，旧疾因感其时之气，而易复发，治之者，去其病根，病即可愈，故当以大承气汤下之。

此上四条，皆论下利之因于实热积滞者，经云治病必求其本，故皆当用大承气汤急下以祛其宿食积滞，此亦经之所谓"通因通用"之治法。

下利谵语者，有燥屎也，小承气汤主之。

小承气汤

大黄四两　厚朴（炙）二两　枳实大者（炙）三枚
上三味，以水四升，煮取一升二合，去滓，分温二服，得利则止。

此论下利谵语之证治。

此下利谵语用小承气汤，与上数条下利之用大承气汤者，是病同而证稍异耳，燥热内结阳明而下利，所谓热结旁流者是也，所利之物，必臭秽污恶，且必肛门灼烫，抑或兼挟脐腹胀满，按之疼痛，其证较大承气汤证稍轻，虽痞、满、燥、实已备，但尚未至坚，故治宜小承气汤以泄热开结，下其燥屎而止利。

下利便脓血者，桃花汤主之。

桃花汤

赤石脂（一半剉一半筛末）一斤　干姜一两　粳米一升
上三味，以水七升，煮令米熟，去滓，温服七合，内赤石脂末方寸匕，日三服，若一服愈，余勿服。

此论下利脓血之证治。

下利便脓血者，临床见证不一，有湿热蕴结大肠而致肠道脂膜腐化为脓血者，黄芩汤、葛根黄芩黄连汤可也，若此则阳虚不化，固摄无权，使肠道脉络津血外渗而为脓血者，其脓其血，如膏如冻，晦暗清冷，所便腥而不臭，且必口和腹冷，四肢不温，则治以桃花汤。是方以赤石脂为君，以其体重质涩而直达下焦，色赤而入肠道血分，味酸而收敛大肠之气，其甘温而合粳米培土健脾益胃气，合干姜以温脾暖肾而止脓血。

热利下重者，白头翁汤主之。

白头翁汤

白头翁二两　黄连三两　黄柏三两　秦皮三两

上四味，以水七升，煮取二升，去滓，温服一升，不愈更服。

此论热利下重之证治。热利，其利因于热，所利性热灼肛也；下重，下利之际小腹、肛门重坠下迫也；此乃湿热蕴结肠道所致，湿热郁灼故热利灼肛，湿热郁而气机壅塞肠道，腐秽欲下而不得，故肛腹坠重下迫。白头翁一物有风则静，无风反摇，虽阳明胃肠血分之药，而其气实与肝木血室相通，其味苦性寒，功专清泄血分邪热；黄连味苦性寒，泻心胃之火，燥脾家之湿，尤善镇肝凉血，治肠澼血利；黄柏味苦，性寒而辛，苦能坚阴补肝肾，寒以清热而泻相火，辛可行滞而散湿邪；秦皮苦寒清热，色青入肝，能疏肝郁，除肝热又具收涩之性；四味合用，气血两清，湿热并除，泄收同施，肝气条达，肠道通利，则热利下重可一举而去。

【病例47】摘自《王旭高医案》。

此方所治，为湿热郁毒性痢疾，王旭高有一案，用白头翁汤合四逆散治疟疾转痢而挟湿热夹积者，甚有可取。

疟邪挟积，内陷为痢，痢下红腻，腹中阵痛，舌苔黄肯，疟势仍来，形容大削，元气内亏，虑有变端，治之不易。

神曲　川朴　茯苓　秦皮　川连　黄芩　白头翁　柴胡　白芍　枳实　炙甘草

下利后更烦，按之心下濡者，为虚烦也，栀子豉汤主之。

栀子豉汤

栀子十四枚　香豉（绵裹）四合

上二味，以水四升，先煮栀子得二升半，内豉，煮取一升半，去滓，分二服，温进一服，得吐则止。

此论利后心烦之证治。下利后更烦者，利后阴伤液亏，阴不济阳，阳气独治，心神不宁故生烦也。按之心下濡者，心下柔软，胃肠中无宿食燥结，空虚无物也，此类之烦，仲师谓之虚烦，烦既属虚，自不可攻下，栀子豉汤清泄无形之热，烦即可除矣。

下利清谷，里寒外热，汗出而厥者，通脉四逆汤主之。

通脉四逆汤

附子大者（生用）一枚　干姜（强人可用四两）三两　甘草（炙）二两

上三味，以水三升，煮取一升二合，去滓，分温再服。

此论里寒外热之证治。通脉四逆汤在大论中凡两见，一见于少阴篇，曰：少阴病，下利清谷，里寒外热，手足厥冷，脉微欲绝，身反不恶寒，其人面色赤，或腹痛，或干呕，或咽痛，或利止脉不出者，用通脉四逆；一见于厥阴篇，即同此条。凡此皆言阴寒内盛，逼阳外出之证治。夫下利之人，凡素体阳虚或利久而致阳虚者，每每见此，此所谓格阳证者，与戴阳证大同小异，皆属阴盛阳虚证，治法皆当大剂姜附以回阳散寒而救逆也。

下利肺痛者，紫参汤主之。

紫参汤

紫参半斤　甘草三两

上二味，以水五升，先煮紫参取二升，内甘草，煮取一升半，分温三服。

此论下利肺痛之治法。

此条所云"肺痛"之肺字，疑为"胸"字之误，或云"腹"字亦可。下利一证，病在大肠，而关乎脾胃，然大肠与肺相表里，肺脏居于胸中，阳明之气亦行于胸，故下利甚则或致胸痛，或致腹痛，亦属常见。《本经》

载：紫参味苦辛，性寒，主心腹积聚，寒热邪气，通九窍利大小便。紫参汤方合用甘草，以药测证，恐此下利因于肠胃之热所致，以紫参去邪，以甘草安中也。

气利，诃梨勒散主之。

诃梨勒散

诃梨勒（煨）十枚
上一味为散，粥饮和顿服。

此论气利之治法。
前云：下利气者，当利小便。此云：气利，诃梨勒散主之，显系一病而治有不同，唯此气利较下利气者为甚耳。何以知之？曰：从诃梨勒而知。诃梨勒味酸涩而苦，性温，苦温能泄气消痰，酸涩能敛肺收脱，其于因肠胃积滞而泄利脱肛者，收效甚验。故此气利者，用诃梨勒一味，煨为散，以粥饮顿服，以消积涩肠而收脱也。

附方

千金翼小承气汤　治大便不通，哕数谵语。（方见上）

千金翼所载小承气汤之应用，恐亦本于仲景之论，此即因热积阳明，熏灼神明而致谵语，肠道干燥大便不通，气遂上逆而致哕逆、用小承气之治验也。

《外台》黄芩汤　治干呕下利。

《外台》黄芩汤

黄芩三两　人参三两　干姜三两　桂枝一两　大枣十二枚　半夏半斤
上六味，以水七升，煮取三升，温分三服。

黄芩汤以黄芩清泄大肠之热邪，以干姜温暖脾胃而散寒，以人参、大枣扶正健中气，以半夏、桂枝降逆而止干呕，临床所验，亦治干呕下利之良方。

疮痈肠痈浸淫疮病脉证并治第十八

诸浮数脉，应当发热，而反洒淅恶寒，若有痛处，当发其痈。

此论即将发痈之脉证。

阳气上浮故脉浮，阳热壅盛则脉数，风热外感或阳明热盛常见此脉，外证当发热；倘脉浮数而不发热，反洒淅恶寒，若有痛处者，则既非外感风热，亦非阳明热盛，而是火热内灼，营气郁阻，血液凝滞，将作痈疮，故曰当发痈脓。

师曰：诸痈肿，欲知有脓无脓，以手掩肿上，热者为有脓，不热者为无脓。

此论疮痈有脓无脓之诊法。

痈肿既成，多于七日化脓，倘已化脓，则当刺而去之。然欲知有脓与否，其法乃以医者之手掩其肿处，觉肿处灼热，是脓已成矣，以火热之毒焚灼筋脉血肉，致其腐烂如锅之开，故肿处灼热烫手，若肿处不热，则脓尚未成也。

肠痈之为病，其身甲错，腹皮急，按之濡如肿状，腹无积聚，身无热，脉数，此为肠内有痈脓，薏苡附子败酱散主之。

薏苡附子败酱散

薏苡仁十分　附子二分　败酱草五分
上三味，杵为末，取方寸匕，以水二升，煎之减半，顿服。

此论肠痈之证治。

肠痈，外科中之大病，西医之谓阑尾炎是也。此所论乃肠痈已化脓者。其身甲错，谓右少腹肠痈处皮肉如蛇皮样甲错也，以火热之毒烧灼营血，营血焦燥，不濡肌肤之故，腹皮急，即右少腹肌肤紧张，此以痈肿而疼痛之故，按之濡如肿状，肠痈始作之块垒已化成脓之故，痈在大肠，热毒聚内，其外本无大热，且痈已化脓毒热已泄，故身无热脉数也。治以薏苡附子败酱散者，以薏苡之甘淡泄热渗湿，化浊排脓，败酱草苦平，破凝血以消痈肿，附子鼓舞阳气促其排脓泄毒及肠机能之恢复。《圣惠方》载此方治肠痈皮肉状如蛇皮甲错，小腹坚，心腹急者，效甚佳。

肠痈者，少腹肿痞，按之即痛如淋，小便自调，时时发热，自汗出，复恶寒，其脉迟紧者，脓未成，可下之，当有血；脉洪数者，脓已成，不可下也，大黄牡丹汤主之。

大黄牡丹汤

大黄四两　牡丹皮一两　桃仁五十枚　冬瓜子半升　芒硝三分

上五味，以水六升，煮取一升，去滓，内芒硝，再煎沸，顿服之，有脓当下，如无脓当下血。

此论肠痈尚未成脓期与成脓期之证治。

肠痈因于热毒内积烧灼肠道，故少腹肿痞。少腹肿痞乃右侧少腹外形肿而肠内滞塞不通也，按之其痛如淋，即右侧少腹疼痛拒按，按则痛引阴中，如淋之痛，但小便如常则非淋也，此亦热毒烧灼肠道之故。倘时时发热、自汗出、复恶寒、脉迟紧，此乃热毒尚郁遏荣卫，未即成脓，可及早攻下，泄其热毒，以衰病势，用大黄牡丹皮汤；若脉数而热度减，不汗出、不恶寒，则脓已成，当攻毒泻热以排脓；然仲景此方，肠痈之脓未成者，亦可用之，以大黄攻泻热毒，芒硝软坚散结，以桃仁、牡丹皮、瓜子，活血化瘀，消肿散痈。其若脓成而热毒不甚者，亦可服薏苡附子败酱散加桔梗、白芷以排脓逐浊。若气血已虚者，则可用八珍加黄芪、肉桂、三七、桔梗、乳、没诸药。

此方后世用治肠痈效果非常，肠痈，包括今之慢性阑尾炎及急性阑尾炎，西医遇之必曰手术切割，而仲景则用此方治之甚佳，手术切割必伤元气，且人身岂有多余之处，而入不孝之途乎！

【病例48】摘自《生生堂治验》。

患者小泉源五之男，年二十有一，一日更衣，忽腹痛，旋及四肢，急缩不能屈伸，家人闻其闷呼，就视之，昏绝，四肢厥，即夹之卧于室内，延医针灸，徐徐厥返脉应，腹复进痛，闷呼不忍闻，肛门脱出，直下腐烂如鱼肠者，脓血交之，心中懊恼，饮食不下咽，医以为噤口痢，疗之数日。时闻先生多奇术，遽走人迎先生，往诊之，脉迟而实，按之，阖腹尽痛至脐下，则挠屈拗闷，自言痛不可堪，先生曰：此肠痈也，先以冷水渍食食之，病者鼓舌尽一盂，因予大黄牡丹皮汤，五六日而痊愈。

问曰：寸口脉浮而涩，然当亡血，若汗出，设不汗者云何？答曰：若身有疮，被刀斧所伤，亡血故也。

此论金创亡血之证。

金创，因刀斧剑戟类所伤之创伤，伤则皮开肉绽而亡失血液，故其人脉必浮涩。浮涩之脉，气血两虚之脉，或金创亡血，或他故而亡血，血亡则脉道瘪，阴血虚则阳气浮，故脉浮而涩也。血之于汗，本系同源，夺血者无汗，医者必知，故外感而需发其汗者，须当审慎，发汗而汗不出，则必因亡血之故。

病金疮，王不留行散主之。

王不留行散

王不留行（八月八日采）十分　蒴藋细叶（七月七日采）十分　桑东

南根白皮（三月三日采）十分　甘草十八分　川椒（除椒目及闭口，去汗）三分　黄芩　干姜各二分　芍药　厚朴各二分

上九味，桑根皮以上烧灰存性，勿令灰过，各别捣筛，合治之为散。服方寸匕，小疮即粉之，大疮但服之。产后亦可服。如风寒，桑东南根勿取之。前三物皆阴干百日。

此论金创之治法。

刀斧矛戟所伤，谓之金创。治之之法，用王不留行散，方中王不留行、蒴藋叶、桑东南根白皮三味采制奇特，皆烧灰存性，便于入血以止血，其他几味，或曰清血热，或曰祛湿风，或曰行瘀滞，或曰解毒气，诸家皆曰此治金创之圣药，不曾一试，未知其效如何？

排脓散

枳实十六枚　芍药六分　桔梗二分

上三味，杵为散，取鸡子黄一枚，以药散与鸡子黄相等，揉和令相得，饮和服之，日一服。

枳实苦寒破滞除热，芍药酸寒和血敛营，桔梗宣肺理气，有排脓之功，和鸡子黄饮服之，曰排脓散，此古法也。

排脓汤

甘草二两　桔梗三两　生姜一两　大枣十枚

上四味，以水三升，煮取一升，温服五合，日再服。

甘草、生姜、大枣三味，调和脾胃，燮理气血，桔梗开肺排脓，为诸药之舟楫，曰排脓者，气和则脓自排也。

浸淫疮，从口流向四肢者可治；从四肢流入口者不可治。

此论浸淫疮病势轻重之吉凶。

浸淫疮，为湿热郁毒浸渍肌肤之疾，多发为疱疹，疼痛而痒，中有黄水，

溃后黄水所流之处必再生疱疹，又称黄水疮者，其病之发展，从口流向四肢者，邪毒由里而外出，故曰可治，可治者易治也；若从四肢流入口者，邪毒由外而入侵于里也，故曰不可治，不可治者难治也。

浸淫疮，黄连粉主之。（方未见）

此论浸淫疮之治法。

浸淫疮因于湿热余毒，或在四肢，或在背腹，小儿则多发于鼻口唇颌，黄连粉方虽缺，后世以黄连、黄柏、黄芩、大黄、枯矾共研细末，撒敷疮上，不数日即愈，其效甚佳，屡试不爽。

趺厥手指臂肿转筋阴狐疝蛔虫病脉证并治第十九

师曰：病趺厥，其人但能前，不能却，刺腨入二寸，此太阳经伤也。

此论趺厥病证之来由。

趺厥病，两脚及胫厥冷不遂也。其证但能前行，不能退后。夫足阳明经行于前，足少阳经行于两侧，足太阳经行于后，人之前行后退，左右移易，乃足三阳经矫健之力所为，三经矫健则运动自如，一经不健则其功能不遂，此太阳经隧或因针刺而受伤，或受六淫之侵袭，或因内脏功能障碍，痰饮流注，气血不周，故病如此也。

病人常以手指臂肿动，此人身体瞤瞤者，藜芦甘草汤主之。（方未见）此论手臂肿动之治法。

手臂肿动，身体瞤瞤者，乃手臂肿而牵引筋肉颤动也。其证或外伤六淫，或内伤气血，以致热盛肌中，血脉壅结，风痰内动，血络振摇而发此病，藜芦甘草汤方未见，可以清热消肿，化痰祛风之药治之，如后世指迷茯苓丸，加黄芩、黄连、防风、天麻等清热祛风之品可也。

转筋之为病，其人臂脚直，脉上下行，微弦，转筋入腹者，鸡屎白散主之。

鸡屎白散

鸡屎白

上一味为散，取方寸匕，以水六合，和，温服。

此论转筋之证治。

转筋，多因其人肝肾不足，或被寒袭风扰，经脉肌肉失于津血濡润，阳气温煦，因而为之拘急抽挛乃至扭转也，现代西医常谓缺钙所致。因筋脉拘急，又受寒袭风扰，故脉上下行而弦，肝脉行于阴股入于腹中，故转筋可牵引入腹也。方用鸡屎白散，鸡屎白本经未载，别录云：治转筋利小便，此古方乃古人所用，日人丹波元简曾验，曰：本草虽云微寒无毒，然写下之力颇峻，用者宜知之，况霍乱转筋多津液虚燥，恐非所宜。

阴狐疝气者，偏有大小，时时上下，蜘蛛散主之。

蜘蛛散

蜘蛛（熬焦）十四枚　桂枝半两

上二味为散，取八分一匕，饮和服，日再服，蜜丸亦可。

此论阴狐疝之证治。

疝气，病因在气，气聚成块，大如拳，小如李，发则坠痛，忽聚忽散者是也。狐性乖异多变，疝气忽起于腹中，忽下于阴囊，或在阴股间，时上时下，忽大忽小，如狐之变易不测，故以狐谓之；疝气之作，常因于寒，病位在足厥阴肝经，故以阴狐疝谓之。治法当暖肝散寒，疏气理滞散结，蜘蛛性阴，隐现莫测，善散积结，桂枝味辛性温善行，入肝伐肝疏利气机，故古人用治此证。

问曰：病腹痛有虫，其脉何以别之？师曰：腹中痛，其脉当沉，若弦，反洪大，故有蛔虫。

此论蛔虫之诊断。

腹痛之证，有因于虫者蛔虫动乱于腹内，肝胆胃肠气机缪乱，血行瘀阻，故腹痛也。欲知是虫，当诊于脉，腹痛证多因于寒，或肝气横逆，其脉当沉或弦，今反见洪大，乃蛔虫骚动不安，腹内气血逆乱之象，故见此脉，当有蛔虫。

蛔虫之为病，令人吐涎，心痛，发作有时，毒药不止，甘草粉蜜汤主之。

甘草粉蜜汤

甘草二两　粉一两　蜜四两

上三味，以水三升，先煮甘草，取二升，去渣，内粉蜜搅令和，煎如薄粥，温服一升，差即止。

此论蛔虫之证治。

蛔虫病者，常有口吐清涎及心痛，心痛者脘腹疼痛也。夫蛔虫内扰肠胃，肠胃不能收摄津液故吐涎，胃肠痉挛故心腹痛，蛔虫串动则痛作，虫休则痛止，故发作有时乃蛔虫病之特征。毒药不止，谓单用其他毒杀蛔虫之药而虫不去痛不止也。所以治以甘草粉蜜汤者，仍以杀虫之"粉"毒杀蛔虫，而重用蜂蜜、甘草和胃安蛔，而制粉毒也。

此方所用之"粉"，究系何粉，仲景未注明系何粉，尤在泾、徐忠可、赵义德等皆谓锡粉，亦有注家谓此粉非杀蛔之药，而系白梁粉、梁米粉者。依仲景"毒药不止"言，则此粉应系杀蛔之药，或锡粉，或雷丸粉，或榧子、使君子等所制之粉也未可知。

蛔厥者，当吐蛔，令病者静而复时烦，此为脏寒，蛔上入膈，故烦，须臾复止，得食而呕又烦者，蛔闻食臭出，其人常自吐蛔。

蛔厥者，乌梅丸主之。

乌梅丸

乌梅三百枚　细辛六两　干姜十两　黄连一斤　当归四两　附子（炮）六两　川椒（去汗）四两　桂枝六两　人参六两　黄柏六两

上十味，异捣筛，合治之，以苦酒渍乌梅一宿，去核，蒸之五升米下，饭熟，捣成泥，和药令相得，内臼中，与蜜杵二千下，丸如梧子大。先食，饮服十丸，日三服。稍加至二十丸，禁生冷滑臭等食。

此论蛔厥治法及与脏厥之鉴别。

厥者，阴阳气不相顺接，手足逆冷者是也。厥有蛔厥者，有脏厥者，二者虽皆手足厥冷，而致病之因不同。蛔厥因蛔虫扰乱胃肠，肠胃阳气郁阻不行于四肢而致手足厥冷，虫动则烦，虫休则静，进食时，虫闻食臭又骚动不安，或致腹痛，或吐出虫，此则蛔厥之证也。倘系脏厥，则唯四肢厥冷或周身厥冷，并无腹痛吐蛔之证，乃因脏腑阳虚，阴寒太盛，不能温煦而致，此二病之不同也。

蛔厥之病，其关于肝者治用乌梅丸，以肝属厥阴，标阴用阳，病则寒热错杂，虚实互呈，乌梅丸中乌梅、人参、当归、川椒、连、柏、姜、附、细辛，酸苦甘辛同施，寒热温凉并用，既可敛肝木之横逆，以平脏腑气机之骚乱，又能滋阳肝阴之不足，温阳以散寒，诸药协力，战乱致平，和中安蛔，用之其效当如鼓也。

妇人妊娠病脉证并治第二十

师曰：妇人得平脉，阴脉小弱，其人渴，不能食，无寒热，名妊娠，桂枝汤主之。于法六十日，当有此证，设有医治逆者，却一月加吐下者，则绝之。

此论妊娠之诊及误治处理。

平脉者，常脉也，妇人经水卒停，脉平而重按小弱，乃妇人孕后常见之脉。孕则津血集中于冲任胞宫以养胎儿，故人常口渴，始孕则浊气盛于下而逆于上，故胃不和而不能食，此皆妊娠之象，常见于停经后六十日间，无须治疗，若妊妇不知，而医复不明，以为呕逆不食作病治之，或吐或下，皆伤胎气，当立即住手，不可孟浪也。若欲治之，则可用桂枝汤，以桂枝汤药性温和，外可和荣卫，内可调阴阳，妊娠之初不适者服之甚佳，故曰主之。

妇人宿有癥病，经断未及三月，而得漏下不止，胎动在脐上者，为癥痼害。妊娠六月动者，前三月，经水利时胎也。下血者，后断三月衃也。所以血不止者，其癥不去故也，当下其癥，桂枝茯苓丸主之。

桂枝茯苓丸

桂枝　茯苓　丹皮（去心）　桃仁（去皮尖熬）　芍药各等分
上五味，末之，炼蜜和丸，如兔屎大，每日食前一丸，不知，加之三丸。

此论妊娠下血之证治。

妊娠下血，多为坠胎之兆，然有妊娠后因癥而下血者，则另当别论。癥者，有形积块，或为血瘀，或为痰积，妇人夙有癥积，又复怀妊，妊后未及三月而经水漏下不止者，是因癥而下血也，此等下血，当治其癥，以桂枝茯苓丸化癥祛瘀，则下血自止，胎气自安，此经所谓有故勿殒亦勿殒也。

桂枝辛温，其性醇和，芍药酸寒，其性收敛，二药配伍，从阴和阳，从阳和阴；丹皮辛苦，其性微寒，桃仁苦甘，其性滑利，二味相协，破瘀散结，活血消癥；加之淡渗之茯苓扶正利气，则癥瘤可去而胎气无损也。

此方又名夺命丸，《妇人良方》载，专治妇人小产，下血甚多，子死腹中，其人憎寒，手指唇口爪甲青白，面色黄黑，或胎上抢心，则闷绝欲死，冷汗自出，喘满不食，或食毒物，或误服草药，伤动胎气，下血不止，胎尚未损，服之可安，已死服之可下。以蜜丸，如弹子大，每服一丸，细嚼，淡盐水送下，速进两丸。至胎烂腹中，危甚者，定可取出。

《济阴纲目》谓此方煎汤服，谓之催生汤，候产妇腹痛腰痛，胞浆下时，趁热服之胎儿即下。

《方极》则谓桂枝茯苓丸能治拘急上冲心下悸，及经水有变，或胎动者。

妇人怀妊六七月，脉弦，发热，其胎愈胀，腹痛恶寒者，少腹如扇，所以然者，子脏开故也，当以附子汤温其脏。（方未见）

此论胎胀之证治。

胎胀，谓妇人怀妊后小腹之胀满不适也，以其因怀胎而致腹胀，故曰胎胀。其证脉弦者，风气生于肝也，发热者，肝气郁而化热也，腹痛恶寒者，胎气受风寒之阻也，少腹如扇，正肝气欲伸不能而不息也。致病之因，因于子脏开为风寒之邪所伤之故。子脏，即阴门，西人谓子宫颈者是也。治以附子汤，正所以温散子脏之风寒也，附子汤未见，恐系附子、肉桂、小茴、乌药之类。

妇人有漏下者，有半产后因续下血都不绝者，有妊娠下血者，假令妊娠腹中痛，为胞阻，胶艾汤主之。

胶艾汤

芎䓖二两　阿胶二两　甘草二两　艾叶三两　当归三两　芍药四两
干地黄

上七味，以水五升，清酒三升合煮，取三升，去滓，内胶令消尽，温服一升，
日三服，不差，更作服。

此论半产漏下、胞阻之证治。

妇人漏下，即妇人每逢经期经水淋漓不断，当已而不已也；半产后续
下血不绝者，谓孕未成而小产，小产后经血淋漓不止也；妊娠下血，即怀
妊中经水当停而不停，反而经水淋漓，并伴小腹疼痛；此三种出血，皆妇
人之病，其因皆属冲任虚寒，阴血不能内守所致，病虽不同，其因唯一，
故皆可治以胶艾汤。以川芎、芍药、当归、地黄四物及阿胶，补益冲任，
养血安宫，艾叶以回垂绝之元阳而安胎，甘草调诸药，和阴阳，共奏养冲任、
止漏下之功。

《圣济总录》谓此方加人参，不用清酒，治妊娠因惊胎动不安；《和
剂局方》谓此方治劳伤血气，冲任虚损，月水过多，淋漓漏下，连日不断，
脐腹疼痛，及妊娠将摄失宜，胎动不安，腹痛下坠，或劳伤胞络，胞阻漏血，
腹痛闷乱，或因伤动胎上抢心，本冲短气，及因产乳，冲任气虚不能约制经血，
淋漓不断，延引日月渐成羸瘦。《妇人良方》谓本方去甘草，可治血痢不止，
腹痛难忍，

妇人怀妊，腹中疠痛，当归芍药散主之。

当归芍药散

当归三两　芍药一斤　茯苓四两　白术四两　泽泻半斤　芎䓖（一作
三两）半斤

上六味，杵为散，取方寸匕，酒和，日三服。

此论妊娠腹中痛之治法。

妊娠后腹中痛，即腹中绵绵作痛，妊娠之后，冲任气血不和，肝气横逆，脾胃运化不畅，故腹痛绵绵，治之以当归芍药散者，以当归、芍药、川芎养肝活血，调达肝气；白术、茯苓、泽泻，健脾渗湿，益气和中；肝气舒，脾胃和则腹痛已。

此方虽养肝疏肝和血疏土治怀妊后腹中绞痛，但不止于此，雉间焕用之以治小便难而腹中痛；《青州医谈》谓此方可治血滞水滞而面色萎黄，腹中如有物而非块，如包物之状者。是知此方之用亦广矣。

妊娠呕吐不止，干姜人参半夏汤主之。

干姜人参半夏丸

干姜一两　人参一两　半夏二两

上三味，末之，以生姜汁糊为丸，如梧子大，饮服十丸，日三服。

此论妊娠呕吐不止之治法。

妇人妊娠而呕吐者，今谓之妊娠恶阻是也。妊娠恶阻，乃妊娠后胞宫浊气上干，胃气上逆所致，其间有因寒因热之不同，此条所论乃胃寒而呕吐不止者，故治之以干姜、生姜汁，温中散寒，人参扶脾益胃和中，半夏以降逆止呕也。倘因热者，则去干姜，加黄连、竹茹可也。

妊娠小便难，饮食如故，当归贝母苦参丸主之。

当归贝母苦参丸

当归　贝母　苦参各四两

上三味，末之，炼蜜丸，如小豆大，饮服三丸，加之十丸。

此论妊娠小便难之治法。

小便难，是小便排出困难，或涩滞疼痛，或淋漓不畅者是也。妊娠而小便难，乃孕后冲任血气不和，以致肝失疏泄，肺失宣通，湿热下阻膀胱所致。当归贝母苦参丸以当归养肝活血而行疏泄，以贝母清宣肺热而通调水道，以苦参清利湿热而通行窍道，故用以治之。

妊娠有水气，身重（肿），小便不利，洒淅恶寒，起即头眩，葵子茯苓散主之。

葵子茯苓散

葵子一斤　茯苓三两

上二味，杵为散，饮服方寸匕，日三服，小便利即愈。

此论妊娠有水气之证治。

妊娠有水气，谓孕后患水气病也，水气病者当面目浮肿，或四肢浮肿，或全身浮肿，今之谓子肿者是也。条文中"身重"，恐系"身肿"之误。妇人妊娠后，或脾气失于运化，或肾气失于主水，或肺气失于通调水道，或三焦气化不行，或孕后胎儿压迫膀胱致水道不利，皆可使水气不行，水气不行则小便不利，水气泛溢则为浮肿而身重，水者属阴，易伤阳气，阳为水遏，不能温煦身形，则洒淅恶寒，水气不化，清阳不升，则起即头眩。故以葵子之滑利，茯苓之淡渗，通阳利水而消肿。

《妇人良方》谓治妊娠小便不利，身重恶寒，起则眩晕及水肿；《千金翼方》谓治妊娠得热病，五六日小便不利，热入五脏；《圣惠方》谓本方各用二两，加汉防己二两，名葵子散，治妊娠小便不利洒淅恶寒；《产科心法》谓此方治脾土不足以传化水谷之湿，胞胎壅遏，膀胱不化，水泛横流，致肺气不降而喘息，小便淋漓不利。

妇人妊娠，宜常服当归散主之。

当归散

当归　黄芩　芍药　芎劳各一斤　白术半斤

上五味，杵为散，酒服方寸匕，日再服，妊娠常服即易产，胎无疾苦，产后百病悉主之。

此古时妊娠保产之神方。

妇人妊娠，首重血气，血气冲和，不寒不热，则胎气固而胎体健，产道利而诸恙消。若热郁胞宫则胎动不安，当治以当归芍药散，当归芍药补血养血，合川䓖则血气冲和而不滞，黄芩清胞宫之郁热，白术燥中土之湿，二味合用乃安胎之圣药，服之不惟安胎养胎，且利产道而却百疾。《苏沈良方》谓当归、芍药、川芎各一两，炮干姜半两为散，名四神散，每用二钱，暖酒调下，可疗妇人气痛，常以一服瘥。

妊娠养胎，白术散主之。

白术散

白术　芎䓖　蜀椒（去汗）　牡蛎各三分

上四味，杵为散，调服一钱匕，日三服，夜一服。但苦痛加芍药；心下毒痛倍芎䓖；心烦吐痛，不能饮食，加细辛一两，半夏大者二十枚。服之后，更以醋浆水服之。复不解者，小麦汁服之；已后渴者，大麦粥服之，病虽愈，服之勿置。

此亦养胎之神方。

此方养胎，以其善于暖宫散寒也。胎动不安之因于胞宫寒湿者，必形寒怕冷，手足不温，腹中拘急，治以白术散者，以白术培中土健后天，以裕气血生化之源，芎䓖养肝血疏肝气，而利冲任之气化，蜀椒助阳而散寒，牡蛎和阴而敛神，确为宫寒养胎之佳药。如腹痛者加芍药以敛肝和阴而止痛，心下剧痛者倍川䓖以活血利气而止痛，心烦吐痛，不能饮食者加细辛散寒散郁止痛，半夏开胃降逆进饮食，然细辛、半夏，皆有坠胎之弊，用之宜慎。醋浆水、小麦汁、大麦粥，皆调养脾胃之剂，孕后常食，有益无害。

此养胎方，治疗妊娠后胎儿不长，其效甚佳。《和剂局方》谓白术散调补冲任，抚养胎气，治妊娠宿有风冷，胎萎不长，或失于将理，动伤胎气，多致损坠，怀孕常服，壮气益血，保护胎脏。《产科心法》谓此方加当归、阿胶、地黄，为末蜜丸，可治胎不长。余曾以此方治疗两例胎萎不长者，皆获奇效。

【病例 49】

如一高姓妊妇，曾于 2009 年、2010 年，两次被西医诊断为"胎儿停止发育"而两次人流两个胎儿，2011 年 4 月，第三胎孕方四月，至某医院检查，又被诊为胎儿不发育，欲做人流，来询于余，余谓何以尽信西医？

余即书：

生白术一两　酒川芎五钱　全当归一两　熟地黄一两　炙黄芪五钱
川椒一钱　生姜三片　大枣十二枚

水煎服，每日一剂，连服一月。

至产后，胎儿称重七斤三两，发育良好。

妇人伤胎，怀身腹痛，不得小便，从腰以下重，如有水气状，怀身七月，太阴当养不养，此心气实，当刺泻劳宫及关元，小便微利则愈。

此论伤胎之证候。

妇人伤胎，谓妇人妊娠中不慎而伤及胎儿也。胎伤后或见腹痛，或见小便不利，腰以下重如水气状，甚或出血，当审证施治，条文中刺劳宫及关元未解何意，刺此二穴皆易坠胎，不可孟浪。

妇人产后病脉证并治第二十一

问曰：新产妇人有三病，一者病痉，二者病郁冒，三者大便难，何谓也？师曰：新产血虚，多汗出，喜中风，故令病痉。亡血复汗，汗多，故令郁冒。亡津液胃燥，故令大便难。产妇郁冒，其脉微弱，呕不能食，大便反坚但头汗出；所以然者，血虚而厥，厥而必冒，冒家欲解，必大汗出；以血虚下厥，孤阳上出，故头汗出；所以产妇喜汗出者，亡阴血虚，阳气独胜，故当汗出，阴阳乃复，大便坚，呕不能食，小柴胡汤主之。（方见呕吐中）

此论产后三病之机理。

妇人新产，津血大伤，故有三病之作。津亏血少，筋脉失于濡养，或外风乘袭，则易病痉，痉者，筋脉拘急强直，甚或角弓反张，此产后易患之一也。津亏血少，髓海空虚，清空失养，机体无血以煦，则易厥而郁冒，厥者手足或全身冰冷不温也，郁冒者，头眩如蒙，目视昏花也，此产后易患之二也。津亏血少，肠道燥结不润，故易病大便难，大便难者，粪便排出涩滞不利，此产后易患之三也。凡此三病，皆因于产后津血枯燥所致。其有产后肢厥郁冒，得汗出而郁冒即解者，乃产时触寒，汗出则寒去故也；其有产后多汗者，以产后气虚，表气不固故也。产后诸病之治，大法皆宜益气滋阴养血，平衡阴阳，并当因证之异而灵活变通，如大便坚而呕不能食者，先与小柴胡汤以疏利枢机，和胃止呕。

病解能食，七八日更发热者，此为胃实，大承气汤主之。（方见痉中）

此承上文论服小柴胡汤后"胃实"之治法。

产后呕不能食，服小柴胡汤后病解能食者，枢机已利，胃气已和也。经七八日后又见发热，乃余邪未彻，燥热复生，治之既用大承气汤，必有燥热与燥屎互结可下之证，如腹部胀满硬痛，或绕脐而痛，大便燥结不通等，所谓"胃实"者是也。胃者，概大肠而言。胃肠燥结不通，故治宜大承气汤攻下燥结。

产后腹中疠痛，当归生姜羊肉汤主之。并治腹中寒疝，虚劳不足。

当归生姜羊肉汤（见寒疝中）

此论产后血虚寒乘腹痛之证治。

产后腹中绵绵作痛，所谓痛，乃血虚寒乘，气血凝滞所致，故治以当归生姜羊肉汤，以当归养血活血，通达血络，以生姜温胃散寒，通利气血，以羊肉血肉有情之品补血暖肝，荣养冲任，则腹中痛即已。

《千金方》用治产后虚羸喘乏，自汗出，腹中绞痛，于本方中加桂心、芍药、甘草、川芎、干地黄，名羊肉汤，《圣惠方》则更加人参，名羊肉地黄汤；《济生方》于本方中加人参、黄芪，治疗发热自汗肢体疼痛；《丹溪心法》用以治当产时逢寒月，寒入产门而脐下胀痛，手不可犯，二服即愈。

产后腹痛，烦满不得卧，枳实芍药散主之。

枳实芍药散

枳实（烧令黑，勿太过）　芍药等分
上二味，杵为散，服方寸匕，日三服，并主痈脓，以麦粥下之。

此论产后气血瘀滞腹痛之证治。

此产后腹痛之又一治法。产后腹痛而烦满不得卧，乃肝气郁滞，胃气不和所致，所谓肝气犯胃者。不得卧者缘于烦满，而烦满则因肝郁气滞，气滞生热，热扰神乱，故治以枳实芍药散，以枳实开结散郁而行气，以芍药敛肝活血而止痛，二药之性皆寒，寒以清热除烦，下以麦粥者益气和胃而安中也。

师曰：产妇腹痛，法当以枳实芍药散，假令不愈者，此为腹中有干血着脐下，以下瘀血汤主之。亦主经水不利。

下瘀血汤

大黄三两　桃仁二十枚　䗪虫（熬，去足）二十枚

上三味，末之，炼蜜和为四丸，以酒一升煎一丸，取八合顿服之，新血下如豚肝。

此论产后血瘀腹痛之证治。

产后腹痛，有因瘀血者，此则产后恶露未尽所致，恶露内阻，亦血分之病，故用枳实芍药散调理气分而不效。此证当脐下有结块，疼痛拒按，或面色晦暗郁青，舌有瘀斑或舌下有紫珠，脉当沉涩，治宜下瘀血汤，方以大黄、桃仁、䗪虫，活血破结，润通逐瘀，干血去，冲任通，气血和，则腹痛可止。

日人尾台氏云：下瘀血汤加干漆二两，以荞麦糊为丸，治小儿疳积、癖块，诸药无效，羸瘦胀满不欲食，面身萎黄浮肿，唇舌刮白或殷红，肌肤索泽，心脏部跳动，如黄胖兼有蛔虫者，有奇效。

《腹证奇览》云：脐下有瘀血，小腹急痛不可忍，甚则手不可近，此方之正证。此证诊脐下时，触指觉有坚硬物，病人急痛者，此方之正证也。

《医林改错》云：下瘀血汤治血膨腹大，腹皮上有青筋者，桃仁八钱大黄五钱　䗪虫三个水煎服，另用甘遂五分或八分为末冲服。

产后七八日，无太阳证，少腹坚痛，此恶露不尽，不大便，烦躁发热，切脉微实，再倍发热，日晡时烦躁者不食，食则谵语，至夜即愈，宜大承气汤主之。热在里，结在膀胱也。（方见痉病中）

此论产后恶露不尽与阳明燥结并见之证治。

夫人产后，无太阳证者，谓其无发热恶寒头项强痛诸证也；少腹坚痛者，

少腹坚硬疼痛也；新产之后，恶露不尽者，少腹应坚痛，而此时又见不大便，则不独恶露不尽，当尚有他故。其不大便，并伴烦躁发热，脉微实，再倍发热，日晡时烦躁不食，食则谵语，皆阳明实热燥结之证，故其病乃产后恶露不尽与阳明燥结并见所致，治宜大承气汤荡涤燥结，兼逐恶露。文后所云"热在里，结在膀胱"，指病位而言，所谓里者，阳明胃与大肠也，膀胱者，谓下焦小腹部也。

产后，风续之，数十日不解，头微痛，恶寒，时时有热，心下闷，干呕，汗出，虽久，阳旦证续在耳，可与阳旦汤。（即桂枝汤方，见下利中）

此论产后太阳伤风之证治。

产后而受风邪侵袭，仲景谓之产后风续之，此属产后太阳外感证，与今之产后风非同一病。产后体虚，气血皆亏，风邪乘隙而入侵太阳，太阳之气弥敷周身，太阳经脉上额交巅，气郁不畅，脉络郁滞不通则头痛；太阳之气卒被风邪困俘，太阳经气被扰不宁，则荣卫运行失和，卫气不能温煦机体则恶寒，正气与邪时时相争则时时发热；其内系小肠、膀胱经脉之气郁逆不通，则心下闷、干呕；卫气不固而荣气外逸则汗出。此产后太阳伤风之脉证，即当按太阳病以治之。治病过程，不拘日数，有斯证即用斯药，故曰阳旦证续在可与阳旦汤。阳旦者，桂枝之别称，阳旦汤即桂枝汤之谓也。

产后中风，发热，面正赤，喘而头痛，竹叶汤主之。

竹叶汤

竹叶一把　葛根三两　防风一两　桔梗　桂枝　人参　甘草各一两附子（炮）一枚　大枣十五枚　生姜三两

上十味，以水一斗，煮取二升半，分温三服，温服使汗出，头项强，用大附子一枚，破之如豆大，煎药扬去沫，呕者加半夏半升洗。

此论产后热中风之证治。

产后中风，与上条产后风续之不同，上条是指产后风寒之邪入侵太阳，此则谓产后为风热之邪所侵袭也。此产后正气大虚，表气不固，适遇风热之邪乘虚外袭，风热侵扰，虚阳外浮，故见发热、面正赤，阳浮气逆，肺失清肃故喘，气逆风扰，浊气阻塞巅空故头痛。如此诸证，总皆风热乘虚所致。故施以竹叶汤，以竹叶、葛根、防风，清散外入之风热，以附子、人参、桔梗，补益产后之虚而回其浮越之阳气，桂枝、草、姜、枣、和脾胃，益气血，调荣卫。诸药合济，温服使汗出，则阳回邪却风去，发热、面赤皆已。如头项强者重用附子温煦经筋以防作痉，呕者则加用半夏化痰降逆以止呕。

妇人乳中虚，烦乱呕逆，安中益气，竹皮大丸主之。

竹皮大丸

生竹茹二分　石膏二分　桂枝一分　甘草七分　白薇一分

上五味，末之，枣肉和丸，弹子大，以饮服一丸，日三夜二服。有热者倍白薇，烦喘者加柏实一分。

此论产后虚热之证治。

妇人乳中虚者，指产妇哺乳期间之虚弱诸证也。妇人产后，气血俱亏，又兼为儿哺乳，则津血阴液更显不足，津血阴液虚则阳亢不宁，故其证见心烦意乱，虚阳烦乱于中，则胃气不降而呕逆，治宜竹皮大丸，方中竹茹味甘性寒，开胃土之郁，清肺胃之燥，除烦去热而止呕，桂枝辛散上浮而降逆平冲；石膏、白薇清胃热益胃气，甘草、大枣养胃和中，故曰安中益气。其热盛者倍白薇以清热补虚，心虚火动而烦喘者加柏实以补心安神。

产后下利虚极，白头翁加甘草阿胶汤主之。

白头翁加甘草阿胶汤

白头翁　甘草　阿胶各二两　秦皮　黄连　柏皮各三两

上六味，以水七升，煮取二升半，内胶令消尽，分温三服。

此论产后下利之治法。

此所谓产后下利者，实产后之痢疾病也。痢疾非同下利，下利仅大便稀溏泻泄，而痢疾则乃里急后重，大便脓血者是也。产后体虚，中气下陷，时值夏秋，复感湿热病邪入侵大肠，以致下利，以其产后身虚，下利病势又甚窘迫，故曰下利虚极。白头翁汤以白头翁入大肠清热凉血解毒，以秦皮清肝热，理气机而缓后重，黄连、黄柏厚肠坚阴而止利，阿胶、甘草养血益气而补虚。

附方

《千金》三物黄芩汤：治妇人草褥自发露得风，四肢若烦热，头痛者与小柴胡汤；头不痛但烦者，此汤主之。

三物黄芩汤

黄芩一两　苦参二两　干地黄四两

上三味，以水六升，煮取二升，温服一升，多吐下虫。

此孙氏治产后感受湿热而四肢苦烦热之方。黄芩味苦性寒，入肺与肝，能清泄肺肝之热邪；苦参味苦而燥湿，性寒泻火而除热，又能补肾益阴，古人谓其养肝胆，安五脏；干地黄味甘苦性寒而沉降，入手足少阴、厥阴及手太阳，能凉血生血，滋阴退阳，治血虚发热。产妇素蕴湿热，或产后又因虚招风，风与湿热互干，阴不胜阳，经络血脉郁阻不通，故而四体烦热难支，其头不痛者以此方养血滋阴而清热燥湿；若兼头痛而烦者，则为风热扰于少阳，枢机不利，表里不和，治宜小柴胡汤以和解少阳可也。

《千金》内补当归建中汤　治妇人产后虚羸不足，腹中刺痛不止，吸吸少气，或苦少腹中急，摩痛引腰背，不能食饮，产后一月，日得服四五剂为善。令人强壮宜。

内补当归建中汤

当归四两　桂枝三两　芍药六两　生姜三两　甘草二两　大枣十二枚

上六味，以水一斗，煮取三升，分温三服，一日令尽。若大虚加饴糖六两，汤成内之，于火上暖令饴消，若去血过多，崩伤内衄不止，加地黄六两，阿胶二两，合八味，汤成内阿胶。若无当归，以芎䓖代之，若无生姜，以干姜代之。

此孙氏治妇人产后腹中刺痛之因于血虚夹瘀者之方药，妇人产后，气血皆虚，故见虚羸不足诸虚症，吸吸少气者，诸如短气懒言，少气乏力，四肢酸软，精神困倦等。其间最著者，为腹中刺痛不止，少腹拘急，痛引腰背，此乃中气虚亏不煦，血虚不荣腹内脏器，复夹瘀血之攻冲，故腹痛如刺，少腹拘急，以及腰背。治以小建中汤者，建中益气以培气血生化之源，更加当归以养肝活血祛瘀而止腹痛。其产中失血过多者，加地黄、阿胶以滋阴补血。

妇人杂病脉证并治第二十二

妇人中风，七八日续得寒热，发作有时，经水适断，此为热入血室，其血必结，故使如疟状，发作有时，小柴胡汤主之。（方见呕吐中）

此论妇人热入血室之证治。

妇人经期患外感，表热极易乘虚内陷而为热入血室证。血室者，肝与冲任之脉也。肝为藏血之脏，冲为血海，任主胞胎，肝与冲任皆为妇人经水之所依，经期热邪内陷，必及肝与冲任，肝与冲任皆与少阳相互联络，而少阳居表里之间，故血室之邪扰于少阳，表里交争乃有寒热如疟、发作有时之证。治从少阳，用小柴胡汤，条达枢机，和解表里，则血室之邪热即可得解矣。

妇人伤寒发热，经水适来，昼日明了，暮则谵语，如见鬼状者，此为热入血室，治之无犯胃气及上二焦，必自愈。

此再论热入血室证及治疗禁忌。

肝与冲任二脉皆主血室，且肝藏魂，外通少阳，内连少阴，邪扰阳分则发热，邪扰于阴分则恶寒，邪在血分阴分，阳分安然，故昼日明了；邪扰厥阴、少阴之分，神魂不安，故暮则谵语，如见鬼状；厥少二阴居于下焦，与肺胃中上二焦无涉，故其治疗惟取肝与冲任及下焦，不可妄施吐下，损伤肺胃中上二焦之元气也。

妇人中风，发热恶寒，经水适来，得之七八日，热除，脉迟，身凉和，胸胁满，如结胸状，谵语者，此为热入血室也，当刺期门，随其实而取之。

此论妇人经期中风热入血室之另一治法。

妇人中风后，发热恶寒，头痛项强与男子无异，所不同于男子者，中风恰逢经水来潮，经水行于胞宫，血室空虚，所中风邪有隙可乘，血室者肝及冲任，肝脉与冲脉皆循于胸胁，邪入其中，肝、冲脉络郁滞不通，故胸胁满如结胸状也；肝藏魂，血养神，神魂为邪所扰，癫乱不宁故谵言妄语，此皆热邪陷于血室所致，治法亦可选用针刺期门，以期门穴乃血室之穴道，刺而泄之，邪热可由此而外泄，邪去则血室安，神魂宁，其效不逊于药物之功。

【病例50】摘自《名医类案》。

一妇人患热入血室，医者不识，用补中益气汤治之，数日遂成血结胸，或劝用前药，许公曰，小柴胡已迟，不可行也，无已，刺期门学斯可矣，予不能针，请善针者治之，如言而愈。或问热入血室，何以成结胸也？许曰：邪气传入经络，与正气相搏，上下流行，遇经水适来适断，邪气乘虚入于血室，血为邪所迫，上入肝经，肝受邪则谵语而见鬼，复入膻中，则血结于胸中矣。何以言之？妇人平居，水养木，血养肝，方未受孕，即下行之为月水，既孕，则中蓄之以养胎，及已产，则上壅之以为乳，皆血也，今邪逐血，并归于肝经，聚于膻中，结于乳中，故手触之则痛，非药所及，故当刺期门也。

阳明病，下血谵语者，此为热入血室，但头汗出，当刺期门，随其实而写之，濈然汗出者愈。

此论阳明病热入血室之证治。

妇人素体胃肠热盛，或病在阳明之时，恰逢经水适来，阳明之邪热则易乘虚入乘血室，热扰心神，神明惑乱则致谵语，热邪自阳明、血室蒸腾而上，逼津外泄，则但头汗出。期门属肝经之募穴，内通血室，故从期门刺之，使血室邪热濈然外泄，则病必可愈也。

妇人咽中如有炙脔，半夏厚朴汤主之。

半夏厚朴汤

半夏一升　厚朴三两　茯苓四两　生姜五两　干苏叶二两
上五味，以水七升，煮取四升，分温四服，日三夜一服。

此论妇人咽中如炙脔之治法。

妇人属阴，气机之运行缓慢多碍，遇事不快，则气机郁滞不利，气机不利则津血不行，久之则喉咽中时如有物梗塞，吞之不下，吐之不出，此则为气机升降不利，痰气郁结所致，后世谓之梅核气，今人之所谓"慢性咽炎"者是也。治宜行气化痰，开郁散结。半夏、茯苓，所以化痰也，厚朴、苏叶，所以行气也，更以生姜之温散不羁，通行肺胃十二经络，助夏、苓而开郁，辅朴、苏而散结，倘能心旷神怡，快活乐天，则病可已矣。

《圣惠方》于本方加枳壳、诃梨勒皮，治七气所生之咽喉中如有炙脔；《三因方》名此方曰大七气汤，治喜怒不节，忧思兼并，多生悲恐，或时振惊，致脏气不平，憎寒发热，心腹胀满，榜冲两胁，上塞咽喉，又如炙脔，吐咽不下。

《全生指迷方》用此方治由胃寒乘肺，津液聚而成谈，致肺管不利，气与痰相搏，而致咽中如炙脔，咽之不下，吐之不出，其脉涩。

《简易方》名此方为四七汤，治被七气所伤，气填胸膺，七情之气，结成痰涎，状若破絮。或如梅核在咽喉之间，或中脘痞闷，气不舒快或痰饮中节，呕吐恶心。又云：妇人性情执著，不能宽解，如梅核上壅咽喉，甚则满闷欲绝，以此方加香附久服取效，妇人恶阻尤宜服之。

《直指方》用此方治惊忧气遏上喘，《三因方》用此治七气相干，阴阳不得升降，攻冲心腹作痛，《汉药神效方》与此方中加海浮石，用治梅核气。

妇人脏躁，喜悲伤欲哭，象如神灵所作，数欠伸，甘麦大枣汤主之。

甘草小麦大枣汤

甘草三两　小麦一斤　大枣十枚

上三味，以水六升，煮取三升，温分三服。亦补脾气。

此论妇人脏躁之证治。

脏躁者，五脏六腑躁乱不宁也。妇人属阴，赖阳以煦，赖血以养，五七阳明脉衰，六七三阳脉衰于上，七七任脉虚，太冲脉衰少，天癸竭，地道不通，阴阳气血皆亏，五脏六腑皆失所养，原有之生命功能紊乱不遂，故躁乱而不宁也，五脏不平，阴阳失和，志意惑乱，故其悲伤欲哭，如有神灵作祟；数欠伸者，肾中元气虚极之故也。昔贤于此病各有见地，而纷无定论，尤在泾以为脏躁即沈氏所谓子宫血虚受风化热损及心肾而致；李彦师以为脏躁系子脏（子宫）；而《金鉴》则以为脏躁系心脏不能藏神主情而致精神躁扰不宁之病。余则以为脏躁病，系今之更年期综合征病，治以甘麦大枣汤者，以小麦为君，和肝阴，去客热，养心液，安神志；用甘草为臣，泻心火，和脾胃，而补益后天；大枣助甘草为佐，调胃和脾养血益气，强健气血生化之源，清养五脏六腑，调整功能，使脏之躁者复归于平和，则脏安而不躁矣。

《本事方》云此方治妇人数欠伸，无故悲泣；《产科心法》云产妇无辜悲泣，治宜此方；方舆鞔云不拘男女，凡妄悲伤啼哭者，一切用之有效。

【病例51】摘自《妇人良方》。

乡先生程虎卿内人，妊娠四五个月，遇昼惨感悲伤，泪下，数欠，如有所凭。医与巫兼治，皆无益，仆年十四正在斋中习业，见说此证，而程省元皇皇无计，仆遂告之，管先生伯伺说，记忆先人曾说此一证，名曰脏躁悲伤，非大枣汤不愈，虎卿借方看之，甚喜对证，笑而治药，一投而愈矣。

妇人吐涎沫，医反下之，心下即痞，当先治其吐涎沫，小青龙汤主之；涎沫止，乃治痞，泻心汤主之。

小青龙汤见肺痈中

泻心汤见惊悸中

此论妇人吐涎沫、及误下之变证证治法。

涎沫者属津液，水谷精气所化，妇人吐涎沫，以脾胃阳虚，上焦有寒，气化不及，寒水之气停积泛溢所致，治法当以小青龙汤温散胸胃中寒水之气，水去则吐涎沫自已。

水气停于胸胃，病位在上，不可攻下，若妄用攻下，则损伤脾胃阳气，寒水之气下陷结而成痞，治之之法，则以生姜泻心汤振复中阳，温化水气，和胃消痞可也。

妇人之病，因虚、积冷、结气，为诸经水断绝，至有历年，血寒积结胞门，寒伤经络，凝坚在上，呕吐涎沫，久成肺痈，形体损分，在中盘结，绕脐寒疝，或两胁疼痛，与脏相连，或结热中，痛在关元，脉数无疮，肌若鱼鳞，时着男子，非止女身，在下未多，经候不匀，阴冷掣痛，少腹恶寒，或引腰脊，下根气街，气冲急痛，膝胫疼烦，奄忽眩冒，状如厥癫，或有忧惨，悲伤多嗔，此皆带下，非有鬼神，久则羸瘦，脉虚多寒，三十六病，千变万端，审脉阴阳，虚实紧弦，行其针药，治危得安，其虽同病，脉各异源，子当辨记，勿谓不然。

此论妇人诸病之病因病机。

妇人之病，虽云三十有六，千变万端，然其发病之因不过虚、冷、结气三端而已。虚者，正气之虚也，乃为一切疾病发生之根源，所谓正气存内，邪不可干，邪之所凑，其气必虚者是也；其所虚之气为何者？所虚者，阳气也。妇人属阴，赖阳气之温煦，倘阳气一虚，则阴为死阴，寒冷之邪，以类相从，最易侵犯，此妇人之病，寒者居多；妇人阴类，常易抑郁，抑郁则气机结滞不畅，故其发病多见气机郁滞或气滞而致血瘀。或虚，或寒，或气，其间变化不一，故有诸多见证，如经水断绝者，呕吐涎沫者，成肺痈者，形体损分者，绕脐寒疝者，两胁疼痛者，疼在关元者，肌肤甲错若鱼鳞者，阴冷掣痛者，经候不匀者，少腹恶寒，牵引腰脊者，膝胫痛烦者，眩冒如癫如厥者，心情忧惨悲伤多嗔者。凡此，皆属带下之病。此谓带下者，统指妇人疾病而言，君其知扁鹊过邯郸而为带下医之说乎。其治法，虽有虚、冷、结气之别，但一尊内经，须在阴阳虚实上分别，病在阳，治以阴，病在阴，治以阳，虚则补之，实则泻之，务使阴阳平衡，气血冲和则病可已也。

问曰：妇人年五十所，病下利数十日不止，暮即发热，少腹里急，腹满，手掌烦热，唇口干燥，何也？师曰：此病属带下。何以故？曾经半产，瘀血在少腹不去。何以知之？其证唇口干燥，故知之。当以温经汤主之。

温经汤

吴茱萸三两　　当归三两　　芎䓖二两　　芍药二两　　人参二两　　桂枝二两阿胶二两　　生姜二两　　牡丹皮（去心）二两　　甘草二两半夏半升　　麦门冬（去心）一升

上十二味，以水一斗，煮取三升，分温三服。亦主妇人少腹寒久不受胎，兼取崩中去血，或月水来过多及至期不来。

此论少腹瘀血之证治。

文中"病下利数十日不止"，恐是"病下血数十日不止"，后文曰"此病属带下"及"当以温经汤主之"皆可证之。

妇人年五十所，正当七七之数，七七之时，任脉虚，太冲脉衰少，天癸竭，地道不通，生机日下，而此时反见下血数十日不止者，若非气虚不摄，则或瘀血阻滞，血不归经。夫气虚不能摄血者，常见面色㿠白，气短懒言，此必此妇之所见，且又暮即发热、手掌烦热，唇口干燥，少腹里急，腹满诸证，此皆曾经半产时，元气大伤，冲任虚寒，瘀血留滞少腹，阻于胞宫，新血不得归经，不能济阳恋阳，濡润口舌所致。故治以温经汤，以当归、川芎、芍药，养血活血而通瘀，以甘草、人参、半夏，和脾气，益元气而行瘀，血得寒则凝，得热则行，故以吴萸、生姜、桂枝以散寒通阳而化瘀，更以麦冬、阿胶、丹皮，滋阴济阳而止下血。方后云：亦主妇人少腹寒久不受胎，兼去崩中去血或月水来过多及至期不来者，亦皆温经散寒，活血通瘀之功也。

《金鉴》云：妇人年五十，冲任皆虚，而天癸当竭，地道不通也，今下血数十日不止，宿瘀下也。五心烦热，阴血虚也，唇口干燥，冲任血伤不上荣也，少腹急满，胞有寒，瘀不行也。此皆曾经半产崩中，新血难生，瘀血未尽，风寒容于胞中，为带下，为崩中，为经水衍期，为胞寒不孕，均用温经汤主之者，以此方去瘀生新，缓子宫，补冲任也。

此方应用甚广，《千金方》用之治崩中下血，或月经来过多，或过期不来者皆效；《和剂局方》载此方治冲任虚损，月候不调，或过期不来，或崩中去血，过多不止。又治曾损妊娠，瘀血停留，少腹急痛，发热不利，手掌烦热，唇干口燥，及治少腹有寒，久不受孕，皆有奇效；《张氏医通》载此方并治经阻不通，咳嗽便血；《产宝诸方》载此方治女人曾经小产成带，三十六病，腹胀唇口干，日晚发热，小腹急痛，手足烦热，大肠不调，时泄利，经脉不匀，久不怀妊；《杨氏家藏方》载此方加五加皮、熟干地黄、乌药、红花、没药，治冲任脉虚，风寒客搏，气结凝滞，每经候将来，脐腹先作摄痛，或小腹急痛，攻注，腰脚痛重，经欲行时预前五日及经后五日，并效。

带下，经水不利，少腹满痛，经一月再见者，土瓜根散主之。

土瓜根散

土瓜根　䗪虫　桂枝　芍药各三两
上四味，杵为散，酒服方寸匕，日三服。

此论经水不利之治法。

妇人经水不利，原因非一，此乃瘀血阻滞胞宫之经水不利者。少腹满痛，即血瘀阻滞胞宫，冲任不通，气机不畅所致，以瘀血不行，血不归经，故经水一月再见。治宜破瘀通经，引血归经。故以土瓜根散方之土瓜根通行地道而活血化瘀，以䗪虫破瘀散结，以桂枝通达阳气，芍药和阴气，辅以酒服以助药力，血归于经则经水按月而行，行即自利矣。

寸口脉弦而大，弦则为减，大则为芤，减则为寒，芤则为虚，寒虚相搏，此名曰革，妇人则半产漏下，旋覆花汤主之。

旋覆花汤

旋覆花三两　葱十四茎　新绛少许

上三味，以水三升，煮取一升，顿服之。

此文与虚劳篇及惊悸吐衄下血胸满瘀血病脉证治中文字相似，为大失血后之病变，然治疗所用方药与条文所述机理不符，难解其意，恐属误舛，故不注。

妇人陷经，漏下黑不解，胶姜汤主之。（臣亿等校，诸本无胶姜汤方，恐是前妊娠中胶艾汤。）

此论妇人陷经之证治。

陷经者何？谓经水下陷，即经水漏下不止也。经水漏下不止，多为气虚不摄，而色黑者，必或挟热挟寒，其因挟热而色黑者，因热迫血溢，血因热煎故令色黑；其因于寒而色黑者，胞宫虚寒，血失温煦，化为水色故令色黑。此文治用胶姜汤，显系胞宫虚寒而致经水色黑淋漓不断之陷经病，治以胶姜汤温阳补虚散寒，或谓胶艾汤者亦是。

妇人少腹满如敦状，小便微难而不渴，生后者，此水与血俱结在血室也，大黄甘遂汤主之。

大黄甘遂汤

大黄四两　甘遂二两　阿胶二两

上三味，以水三升，煮取一升，顿服之，其血当下。

此论水血互结之证治。

妇人有水血互结为患者，其证因产后恶露不尽，胞中水血积聚，故使少腹臃肿如敦状。其证当伴见小便难，小便难者，恶露停积于胞宫，挤压于膀胱，致使尿道不畅之故。治以大黄甘遂汤，以大黄走血分荡涤积滞，甘遂行水道逐水破结，瘀血蓄水一去，小腹如敦之状自消，膀胱尿道自利，但必将生后气血已虚，故配用阿胶养血补血以抚产后既虚之体。

大黄甘遂汤，医家多有应用，《方机》载，用以治疗小腹坚满绞痛，其状如堚，小便亦难；《类聚方广义》载，用此方不特产后，凡经水不调，男女癥闭，小腹满痛以及淋毒沉滞、霉淋而小腹满痛不可忍，泄脓血者，皆可治之；《方函口诀》载此方不唯对妇人小腹忽然满急，小便不利有速效，且对男子疝气，小便癥闭，小腹满痛亦验。

大黄甘遂汤之治小腹满，乃水与瘀血互结所致，故小便微难不畅；抵当汤亦治小腹满，其因单是血瘀小腹，并无水邪参互，故其小便自利，以是为辨。

妇人经水不利下，抵当汤主之。

抵当汤

水蛭（熬）三十个　蝱虫（熬，去翅足）三十个　桃仁（去皮尖）二十个　大黄（酒浸）三两

上四味，为末，以水五升，煮取三升，去滓，温服一升。

此再论妇人经水不利之治法。

经水不利下，谓经水之阻隔不通也，此或今之经水不行，闭经诸证。前言妇人经水不利治以土瓜根散方者，是血瘀水积轻证之治法，此又云治以抵当汤者，乃言单是瘀血不化重证之治法。抵当汤中水蛭、虫，皆破血逐瘀之猛将，助以桃仁之滑利，更加大黄之涤荡，则破血逐瘀之力，可以撞墙倒壁，无坚不摧。以药测证，则此所云经水不下证，当属经水闭塞不通之闭经者是也。

【病例 52】摘自《经方实验录》。

周姓少女，年约十八九，经事三月未行，面色萎黄，少腹微胀，证似干血痨初起，因嘱其吞服大黄䗪虫丸，每服三钱，日三次，尽月可愈，自是之后，遂不复来，意其瘥矣，后一中年妇人扶一女子来请医，顾视其女，面颊以下几瘦不成人背驼腹胀，两手自按，呻吟不绝，余怪而问之，病已至此，何不早治？妇泣而告曰：此吾女也，三月之前，曾就诊于先生，先生令服丸药，今腹胀加，四肢瘦削，背骨突出，经仍不行，故再求诊。余闻而骇然，深悔前药之误，然病已奄奄，犹不能一尽心力，第察其情状，皮骨仅存，少腹胀硬，重按益甚，此淤积内结，不攻其瘀，病焉能除？又虑其元气已伤，恐不胜攻，思先补之，然补能恋邪，尤为不可，于是决与抵当汤与之。

虻虫一钱　水蛭一钱　大黄五钱　桃仁五粒

明日母女复偕来，知女下黑瘀甚多，胀减痛平，惟脉虚甚，不宜再下，乃以生地、黄芪、当归、潞党、川芎、白芍、陈皮、茺蔚子，活血行气，导其淤积，一剂之后，遂不复来。后六年，值于途，已生子，年四五岁矣。

【病例 53】摘自《生生堂治验》。

闻街五条之北，釜屋伊兵卫之妻，半产后，面色黧黑，上气头晕，脉紧，脐下结硬，曰此蓄血也，即予抵当汤，三日，腰以下觉懈怠，更与桃核承气汤，果大寒战，有顷，发热汗出，谵语，四肢抽搐，前阴出血快，其形如卵，六日间二十余，仍用前方，二旬而宿患如忘。

妇人经水闭不利，脏坚癖不止，中有干血，下白物，矾石丸主之。

矾石丸

矾石（烧）三分　杏仁一分
上二味，末之，炼蜜为丸，枣核大，内脏中，剧者再内之。

此论妇人经闭及白带形成原因机理与外治法。

经水闭不利，谓经水或闭而不潮，或潮而不利，脏坚癖不止，谓子脏血脉坚凝为癖，久而不愈。所谓子脏者，统肝脉、冲、任、子宫而言，此经闭不利证，当是今之闭经证，经闭不利之因，因于子脏血结不散，所谓中有干血者是也；下白物者，谓阴中有白物淋漓而下，即后世之谓白带者是。冲任之血不循常道以养营胞宫，反久久凝结，酿成此白物。治之者，内以活血化瘀、开凝散结而治其本，外以润燥收涩之矾石丸治其标。

仲景时，除内治法外，外治法应用亦甚普遍，《伤寒论》有蜜煎导法，土瓜根法，此则阴道中内药法也。《医心方》载，用此方内阴中，治女子阴中生疮；《方极》载，用蛇床子、楮木皮、矾石各等分，加五倍子少许，煎洗阴中，而后内矾石丸，治经水不利，白带淋漓；《类聚方广义》载，将矾石丸、蛇床子散二方相合，加樟脑，炼蜜和做如小指大，长一寸，更用白粉为衣，内于阴中，治带下；《寿世保元》载，用杏仁、雄黄、矾石、元寸（麝香）少许，研细内阴中，可治妇人阴中生疮；又以杏仁烧作灰，乘热绵裹内阴中，可治阴痒；《验方新编》效其法，治人鼻中生疮，亦用杏仁研烂，乳汁调搽之即愈，或取杏仁油滴入耳中，可治蚰虫入耳。

妇人六十二种风，及腹中血气刺痛，红蓝花酒主之。

红蓝花酒

红蓝花一两

上一味，以酒一大升，煎减半，顿服一半，未止再服。

此论妇人腹痛之治法。

妇人六十二种风，谓妇人产后因风所致之诸病，腹中血气刺痛，谓因血气不和而致之腹痛，主以红蓝花酒者，以红蓝花味辛气香，行瘀散结，白酒性猛气烈，善于走窜，最能活血通络而止痛。夫人产后百脉空虚，气血虚少，最易郁滞，常致血气失和，气血失和则易生诸病，故此方治六十二种风及腹中刺痛者咸宜用之。红蓝花，今之谓红花者是也。

《外台秘要》载，用新鲜红兰花三两，无灰清酒半升，童子小便半升，共煎去渣，稍冷服之，可治血晕烦闷不识人。《妇人良方》载，本方可治血晕绝不识人，烦闷，言语错乱，恶血不尽，腹中绞痛，及胎死腹中。《熊氏补遗》载，此方可治热病，胎死腹中，红花酒煮汁服之二三盏即下。《杨氏产乳方》载，用红花酒煎服之可治胎衣不下。《女科辑要》载，若热病胎死腹中，用新汲水浓煎红花汁和童便热服可治胎死腹中，立效。《汉药神效方》载，妇人月经来前腹痛者，日本人谓此为月虫，可用热酒浸泡红花，配红砂糖热服即效。

妇人腹中诸疾痛，当归芍药散主之。（方见前妊娠中）

此论妇人血虚腹痛之治法。

妇人之病，肝郁气滞者居多，诸疾痛之因，不离血瘀，气滞，湿阻，及肝木失柔克乘脾土，气血失和，当归芍药散俱疏肝健脾，舒郁利湿，和阴通阳，调理气血，缓中止痛诸功效，故可治妇人诸疾痛。

妇人腹中痛，小建中汤主之。（方见前虚劳中）

此论中气虚寒腹痛之治法。

妇人腹痛之因于中气虚寒者，常腹中挛急疼痛，喜温喜按，四肢不温，乏力懒言，心悸气短，脉弦弱涩，此皆脾胃不健之故，故以小建中汤健脾益胃，和中止痛。

问曰：妇人病饮食如故，烦热不得卧，而反倚息者何也？师曰：此名转胞，不得尿也；以胞系了戾，故致此病，但利小便即愈，以肾气丸主之。

肾气丸

干地黄八两　薯蓣四两　山茱萸四两　泽泻三两　茯苓三两　牡丹皮三两　桂枝一两　附子（炮）一两

上八味，炼蜜为丸，梧子大，酒下十五丸，加之二十五丸，日再服。

此论妇人转胞之证治。

转胞之胞，谓膀胱而言，转胞者，谓膀胱之系了戾不顺，实即与膀胱相连之尿道、脉络等扭曲拘挛不通，尿液不得顺利排出之病。其病不关脾胃，故其饮食如故；尿液憋聚，欲出而难出，故烦热倚息不得卧。所谓不得尿者，因于肾气之虚，气化不利而致之胞系了戾，故治以肾气丸，以温补肾气之虚也。肾者主水，中寓元阳元阴，为气化之根而司理二便，肾元充沛则气化解利，胞系顺畅，尿路通畅，故妇人因肾虚而转胞者服之。

蛇床子散方，温阴中坐药。

蛇床子散

蛇床子仁

上一味，末之，以白蜜少许，和令相得，如枣大，绵裹内之，自然温。

此论治阴寒之法。

妇人阴寒，乃体内阳气不足，寒邪入侵胞宫所致，寒侵胞宫则少腹及阴中寒冷，轻者阴道寒冷，带下淋漓，经水不调，重则小腹抽掣疼痛，不能受孕。蛇床子味辛而苦，性温而不燥，入足三阴，能强阳益阴，善宁正阳之气，而不助相火，治五劳七伤，精寒淋漓，补卫气，强筋脉，益气力，祛风散寒，燥湿止痒。将其为末，蜜制为丸丹，作阴中坐药，内于阴中暖胞散寒，此仲景所创外治法之一也。

此又一治疗妇人阴中病之外用方也。《儒门事亲》载治妇人赤白带下，月经不来，用蛇床子、枯矾等分为末，醋作面糊丸如弹子大，胭脂为衣，绵裹内于阴户中，如热极，再换，每日一次。《集简方》用蛇床子一两，白矾二钱，煎汤频洗阴户，可治妇人阴痒。《永类方》用鸡子黄调蛇床子末，外敷阴器，可治男子阴器肿胀疼痛。《简便方》云用蛇床子煎汤熏洗，可治痔疮肿痛不可忍。《验方新编》云，阴户生疮或痒，或痛，或肿，用地骨皮、蛇床子煎水熏洗甚效，又阴挺者，可用蛇床子、真乌梅九个，煎汤

熏洗，效亦非常。《外台秘要》载，通真论疗妇人子门冷坐医法，蛇床子
四分，吴茱萸六分，麝香二钱，三味捣散，蜜为丸如酸枣核，绵裹内于阴中，
下恶物为度。《葛氏方》载，妇人阴痒苦搔者，用蛇床子草节刺，烧灰内
阴中立止。《方极》载，妇人下白物，阴中痹，或有小疮者，宜蛇床子散；
雉间焕云，宜先洗阴中，而后内药，效更佳。

少阴脉滑而数者，阴中即生疮，阴中蚀疮烂者，狼牙汤洗之。

狼牙汤

狼牙三两

上一味，以水四升，煮取半升，以绵缠筋如茧，浸汤沥阴中，日四遍。

此论阴中生疮之外治法也。

妇人阴中生疮，或为湿热下注，或是火毒郁结，邪毒蚀肌烂肉而致，
治当内服清热利湿，泻火败毒之剂，外以狼牙煎汤熏洗，以清热除湿，杀
虫解毒。狼牙草味极苦，性寒，清热杀虫，《千金方》云用治阴中瘙痒，
刺骨难忍，崔氏云能治阴中痒痛不可忍，《古今录验》云治妇人阴中溃烂，
然今世不见，陈修园谓用狼毒代之可也。

胃气下泄，阴吹而正喧，此谷气之实也，膏发煎导之。（见黄疸中）

此论妇人阴吹之治法。

妇人患阴吹证者有之，而治法以膏发煎似待商榷。阴吹证，即前阴中
有气排出如后之矢气者，此证多因脾胃虚寒，或肝木克脾土，运化失职，
气积少腹，气道错乱所致，治宜温阳散寒，疏肝理气。予尝治一妇人患阴吹，
时而阴中排气如后之矢气，且多发于夜间，以理中汤合四逆散，加炒小茴，
台乌药，香附子，数剂而疾已。

小儿疳虫蚀齿方（疑非仲景方）

雄黄　葶苈

221

上二味，末之，取腊月猪脂溶，以槐枝绵裹头四五枚，点药烙之。

此论小儿蛀牙之治法。

小儿疳虫蚀齿，即小儿饮食不节或不洁，而生疳积，积而生虫，虫蚀其齿，此证治疗当健脾胃，消疳化积杀虫，辅以牙科治其蛀牙，雄黄虽毒能杀虫，然施以口腔，有中毒之险，恐属不妥。

杂疗方第二十三

退五脏虚热，四时加减柴胡饮子方。

四时加减柴胡饮子

冬三月加：柴胡八分　白术八分　陈皮五分　大腹槟榔（并皮子用）四枚　生姜五分　桔梗七分

春三月加：枳实，减白术共六味

夏三月加：生姜三分　枳实五分　甘草三分共八味

秋三月加：陈皮三分共六味

上各咬咀，分为三贴，一贴以水三升，煮取二升，分温三服；如人行四五里进一服，如四体壅，添甘草少许，每贴分作三小贴，每小贴以水一升，煮取七合，温服，再合滓为一服。重煮，都成四服。疑非仲景方

此治五脏受邪而病属于虚热者，可随四季时令变化，或补或泻，随机加减而用之。

长服诃梨勒方（疑非仲景方）。

长服诃梨勒丸

诃梨勒　陈皮　厚朴各三两

上三味，末之，炼蜜丸如梧子大，酒饮服二十九，加至三十九。

方下未述所治何证，恐有阙文。

三物备急丸方见《千金》司空裴秀为散用。先合成汁，乃倾口中，令从齿间得入，至良验。

三物备急丸

大黄一两　干姜一两　巴豆一两（去皮心熬外研如脂）

上药各须精新，先捣大黄、干姜为末，研巴豆内中，合治一千杵，用为散，蜜和丸亦佳，密器中贮之，莫令歇。主心腹诸卒暴百病，若中恶，客忤，心腹胀满，卒痛如锥刺，气急口禁，停尸卒死者，以暖水若酒服大豆许三、四丸，或不下，捧头起，灌令下咽，须臾当差；如未差，更与三丸，当腹中鸣，即吐下便差；若噤，亦须折齿灌之。

此方曰备急丸，百姓平日须当备之，以备不时之需。徐忠可曰：此方妙在干姜巴黄峻剂，寒热俱行，有干姜以守中，则命蒂常存，且以通神明而复正性，故能治一切中恶卒死耳。

治伤寒令愈不复，紫石寒食散方。

紫石寒食散

紫石英　白石英　赤石脂　钟乳石研炼　栝蒌根　防风　桔梗　文蛤鬼白各十分　太一余粮十分烧　干姜　附子（炮，去皮）　桂枝（去皮）各四分

上十三味，杵为散，酒服方寸匕。

《千金翼方》载此方中有人参一两。此乃预防伤寒病愈后复发之方，故凡诸病病愈后，皆可令服，但素服金石者，或素体阳盛阴虚者不可与服之，服之则两热相激，反生他变。

救卒死方

薤捣汁，灌鼻中。

亦可灌入两耳中以救卒死。《肘后方》曰：卒死或先病平居寝卧奄忽而死，皆是中恶也，以薤汁灌入鼻中即醒。《千金翼方》曰：百虫入耳，捣韭汁灌入耳中虫立出。

又方

雄鸡冠割取血，管吹内鼻中。

取三年以上之雄鸡最佳，以其阳气充溢也。

若鬼击卒死者，用热鸡冠血和好酒合和，灌于口中，或用苇管，或笔管，将血酒吹入死者鼻孔中亦可。若被蜘蛛、蜈蚣蛰伤者，用雄鸡冠血涂之即可解毒。

猪脂如鸡子大，苦酒一升，煮沸，灌喉中。

苦酒者，醋也。《肘后方》云治卒中五尸，用猪脂八合，铜器煎小沸，投入苦酒八合相和，顿服即瘥。而《千金方》谓此可治淋痛及骨鲠于喉。

救卒死而壮热者方

矾石半斤　以水一斗半　煮消，以渍脚，令没踝。

此卒死，乃《内经》所谓"血之与气，并走于上，则为大厥"之卒死，故一矾石浸足而收敛其上逆之气也。

救卒死而目闭者方

牵牛临面，捣薤汁灌耳中，吹皂角末鼻中，立效。

牵牛临面，即让牛咀鼻临于人面，以牛呼吸之气息熏感于人，以诱导人之呼吸也。

用皂荚末吹鼻法，亦可用于鬼魇不悟、自缢而死及鱼骨哽噎者，将皂荚末吹至鼻中，死者得嚏即醒即安。

救卒死而张口反折者方

灸手足两爪后，十四壮了，饮以五毒诸膏散，有巴豆者。

手足两爪后，乃两手足之爪后。手足爪后为十二经脉之终始。卒死而张口反折者，邪中太阳、阳明之经脉也，太阳经脉行于人身之背部，阳明经脉行于人身之前面而环唇夹口，邪中而卒死者，每有张口反折之状，灸之则可接引阳气，阳气通则人可苏。

救卒死而四肢不收失便者方

马屎一升，水三斗，煮取二斗以洗之，又取牛洞稀粪也一升，温酒灌口中，灸心下一寸，脐上三寸，脐下四寸，各一百壮，差。

洗之二字，《外台》作洗足，余意当是"灌之"。马屎性热，醒神通阳，干者水煮搅汁灌之。《肘后方》载卒中恶死，吐利不止，不拘大人小儿，俱可用此救之。《串雅》载，用马粪一两炒黑，入黄土一撮微炒，兑黄酒乘热服五钱，即痛去如失，其人非吐即泻，气一通痛辄定矣。《千金方》载，治少小卒中忤，不知人，用马屎一丸搅汁与饮之，便下则愈；一法，少小中忤，马通三斤烧令烟绝，以酒一斗煮三沸，去渣，以之浴儿即愈。扁鹊法用牛洞稀粪温酒搅汁灌之，救卒死不醒，四肢不收者亦效。

救小儿卒死而吐利不知是何病方

狗屎一丸，搅取汁以灌之，无湿者，水煮干者，取汁。

小儿上吐下泻而卒死，不知是何病，当是食物中毒或邪厉所干而致之病。《本草纲目》载，用白狗屎一丸搅汁服之，可治小儿霍乱卒起者。

尸蹶，脉动而无气，气闭不通，故静而死也，治方。脉证见上卷

救尸蹶方

菖蒲屑内鼻两孔中，吹之，令人以桂屑搋舌下。

尸蹶，昏不识人，而脉搏如常者也，以其气息闭塞如尸之静而不动故名。菖蒲醒神开窍，桂屑辛热走窜，故可救此证。《千金方》载，桂屑着舌下咽汁，可疗喉痹不语；《千金翼方》载，菖蒲五两，清酒五升，煮取二升，分二服，可治产后下血不止；若身疮及头疮不已者，用菖蒲为末敷之，日三夜一，数日即愈。

又方

剔取左角发方寸，烧灰酒和，灌令入喉，立起。

方寸，可作约词看，不必限量，如肘后方作二方寸。

救卒死，客忤死，还魂汤主之方。《千金》云：主卒客鬼击，飞尸，诸奄忽气绝无复觉，或已无脉，口噤拗不开，去齿下汤，汤入口不下者，分病人发左右捉肩引之，药下复增取一升须臾立苏。

救卒死客忤死方

麻黄（去节）三两　一方四两　杏仁（去皮尖）七十个　甘草（炙）一两　千金用桂心二两

上三味，以水八升，煮取三升，去滓，分令咽之，通治诸感忤。

此三拗汤也。《和剂局方》谓此方加生姜煎汤服，覆被取汗，可治伤风伤冷，鼻塞声重，头痛目眩，四肢拘倦，咳嗽多痰，胸满气短。《脉因证治》谓此方能治传尸痨瘵，寒热交攻，久嗽咯血，羸瘦，先服此方后，再服莲心散，则万无一失。

又方

韭根一把　乌梅二七个　吴茱萸（炒）半升

上三味，以水一斗煮之，以病人栉内中，三沸，栉浮者生，沉者死，煮取三升，去滓分饮之。

乌梅二七个，《肘后方》作二十个，吴茱萸半升，《肘后方》作半斤，水一斗，《肘后方》作劳水。栉，即梳篦之总称。

救自缢死方

救自缢死，旦至暮，虽已冷，必可治；暮至旦，小难也，恐此当言愈气盛故也，然夏时夜短于昼，又热，犹应可治。又云：心下若温者，一日以上，犹可治也。

徐徐抱解，不得截绳，上下安被卧之，一人以脚踏其两肩，手少挽其发，常弦弦勿纵之；一人以手按据胸上，数动之；一人摩捋臂胫，屈伸之。若已僵，但渐渐强屈之并按其腹，如此一炊顷，气从口出，呼吸眼开，而犹引按莫置，亦勿苦劳之，须臾，可少与桂汤及粥清，含与之，令濡喉，渐渐能咽，吸少止，若向令两人以管吹其两耳，朵（弥）好，此法最善，无不活者。

此法乃引动气机，活动血脉之法，如今人之做人工呼吸；管吹两耳，也通气之法；桂汤，或作桂枝汤，或单用桂枝煎汤，亦活动血脉之法。《千金方》救自缢死，即用吹耳及浓煎桂汁与服之；《洗冤录》载有官桂汤以救治缢死者，其方：广陈皮八分　厚朴一钱　半夏一钱　肉桂五分　干姜五分　甘草三分。

疗中暍方

凡中暍死，不可使得冷，得冷便死，疗之方。

屈草带绕人脐，使三两人溺其中令温，亦可用热泥和屈草，亦可和瓦椀底，按及车缸，以着暍人脐，令溺须得流去，此谓道路穷卒无汤。当令溺其中，欲使多人溺，取令温，若汤便可与之，不可泥及车缸，恐此物冷，暍既在夏月，得热泥土暖车缸，亦可用也。

夏月中暑昏仆而死者，名为中暍，三因方云：中暑闷倒，急扶在阴凉处，切不可与冷，当以布巾衣物等蘸热汤熨脐中及气海，续以汤淋布上令彻脐腹暖即渐苏。如仓促无汤处，掬道上热土围于脐上，令人溺于其中以代汤，急嚼生姜一大块，冷水送下，如已迷乱闷绝，嚼大蒜一瓣，冷水送下，如不能嚼，用水研烂灌之亦可。

救溺死方

取灶中灰两石余，以埋人，从头至足，水出七孔及活。

取土以制水及火土相生以有生气之意。

治马坠及一切筋骨损方

大黄（切，浸汤成下）一两　绯帛（烧灰）如手大　乱发（烧灰用）如鸡子大　久用炊单布（烧灰）一尺　败蒲一握三寸　桃仁（去皮尖类）四十九枚　甘草（炙剉）如中指节

上七味，以童子小便，量多少煎汤成，内酒一大盏，次下大黄去滓，分温三服，先铧败蒲席坐领，煎汤浴，衣被盖复，斯须通利数行，痛楚立差，利及浴水赤，勿怪，及瘀血也。

从高坠下，无论筋骨肌肉损伤如何，必有血瘀，血瘀则气不行，气不行则伤不愈，故当先与活血祛瘀。方中败蒲，乃人久卧之蒲，久卧之蒲，人汗濡渗其中，坠仆瘀血者，以败蒲和当归、赤芍、朴硝煎汤调服，汗血同源，同气相感，故用治跌打损伤有效。

禽兽鱼虫禁忌并治第二十四

　　凡饮食滋味以养于生，食之有妨，反能为害。自非服药炼液，焉能不饮食乎？切见时人不闲调摄，疾疢竞起；若不因食而生，苟全其生，须知切忌者矣。所食之味，有与病相宜，有与身为害；若得宜则益体，害则成疾，以此致危，例皆难疗。凡煮药饮汁以解毒者，虽云救急，不可热饮，诸毒病得热更甚，宜冷饮之。

　　此节所论饮食宜否，若食之不当，无病者可致病，已病者可加重，调摄饮食，至关重要，宜遵之。

　　肝病禁辛，心病禁咸，脾病禁酸，肺病禁苦，肾病禁甘。春不食肝，夏不食心，秋不食肺，冬不食肾，四季不食脾。辨曰：春不食肝者，为肝气旺，脾气败，若食肝则又补肝，脾气败尤甚，不可救。又肝旺之时，不可以死气入肝，恐传魂也。若非旺时，即虚以肝补之，佳。余脏准此。

　　上段论五脏五病之生克，下段论五脏病之禁忌，六畜六兽，古圣以之养生事死，宜食宜忌，不可不察。

　　凡肝脏，自不可轻噉，自死者弥甚。

　　凡畜、兽临杀，必惊而扰肝，肝有所忿，则气血逆乱，食之不利；若自死者，或中毒，或染疫疠，毒蓄其中，食之必伤人，故不可食也。

　　凡心皆为神所识舍，勿食之，使人来生复其报对矣。

　　不可食也，食则易生心病。

凡肉及肝，落地不着尘土者，不可食之。

猪肉落水浮者，不可食。

上二条不可食者，或有毒，或腐败也。

诸肉及鱼，若狗不食，鸟不啄者，不可食。

狗之与鸟，虽不语，而乃灵性之禽兽，狗鸟不食，毒必甚矣，人岂可食？

诸肉不干，火炙不动，见水自动者，不可食之。

不动，程本及金鉴皆作"而动"，此乃异常之象，恐其有害，不可食之。

肉中有米点者，不可食之。

肉有米点，多是疫毒，食之必有害。

六畜肉，热血不断者，不可食之。

父母及本身命肉，食之令人神魂不安。

食肥肉及热羹，不得饮冷水。

食肥肉及热羹，再饮冷水，冷热相激，腻而不化，病遂生矣。

诸五脏及鱼，投地尘土不污者，不可食之。

此皆有毒之故也。

秽饭，馁肉，臭鱼，食之皆伤人。

腐败之物，多生菌虫故也。

自死肉口闭者，不可食之。

六畜自死，皆疫死，则有毒，不可食之。

凡其自死，非染疫即中毒，故不可食之。

兽自死，北首及伏地者，食之杀人。

兽有灵知，其死于毒害者，首向斜歪，或伏地，或死而不僵，《檀弓》曰：狐死正首丘，豹死首山。乐其生，不忘其本也。

食生肉，饱饮乳，变成白虫。

生肉中多有虫卵，不可食之。

疫死牛肉，食之令病洞下，亦致坚积，宜利药下之。

脯藏米瓮中有毒，及经夏食之，发肾病。

米瓮中藏肉脯，湿热郁蒸，毒腐之气颇浓，腐气入肾，故食之发肾病。

治食六畜肉中毒方

黄柏屑捣服方寸匕。

苦能解毒，或可用之。

治食郁肉漏脯中毒方

郁肉，密器盖之隔宿者是也；漏脯，茅屋漏下沾著者是也。

烧犬屎，酒服方寸匕，每服人乳汁亦良。饮生韭汁三升，亦良。

狗屎其用甚多，凡食野菜马肝肉诸脯肉毒中毒者，狗屎烧灰，水搅取汁服之可愈；若产后月水往来乍多乍少，或月水不通，时时疼痛，小腹里急，下引腰重者，白狗屎烧灰，酒调服方寸匕，日三服；小儿身上有赤黑疵，用狗热屎敷之，皮自卷落；小儿阴疮者，用狗屎敷之。

治黍米中藏干脯食之中毒方

大豆浓汁，饮数升即解，亦治狸肉、漏脯等毒。

干脯、漏脯、狸肉，皆属郁肉，久郁则生毒，大豆能解诸毒，服之有效。

治食生肉中毒方

掘地深三尺，取其下土三升，以水五升，煮数沸，澄清汁，饮一升，即愈。

此制地浆水之法，即于黄土地上掘坑三尺深，以新汲水沃入搅浊，移时，取上面澂清者，乃地浆水也。地浆水其用亦广，服药过剂而闷乱者；热渴烦闷者；干霍乱病，不吐不下，胀痛欲死者；中野芋毒者；用黄鳝合荆芥毒害人者；中暑昏眩欲死者；中烟草毒者；百种中毒者，皆可用地浆水饮而救之。

治食六畜鸟兽肝中毒方

水浸豆豉，搅取汁，服数升愈。

豆能解毒，豆豉乃黑豆所造，故食六畜兽之肝而中毒者服之可解。

马脚无夜眼者，不可食之。
食酸马肉，不饮酒，则杀人。
马肉不可热食，伤人心。
马鞍下肉，食之杀人。
白马黑头者，不可食之。
白马青蹄者，不可食之。
马肉犹肉共食，饱醉卧，大忌。
驴马肉合猪肉，食之成霍乱。
马肝及毛不可妄食，中毒害人。

以上诸条，皆生活之常识，须熟知之，务无忽之。

治马肝中毒人未死方

雄鼠屎二七粒，末之，水和，日再服。

马禀火气而生，其毒甚剧，汉武帝云："食肉勿食马肝。"又云："文成食马肝而死"。韩庄云："食马留肝，则其毒可知矣。"马食鼠屎则腹胀，故用鼠屎治马肝毒，以物性相制之故。

鼠屎之用非但解马肝毒，《千金》用鼠屎一两炒研，空心黄酒送服二钱，以治室女经闭；用鼠屎七粒，水三升，煮一升，以此汁作粥食，治子死腹中；若小儿齿落久不生时，取雄鼠屎三七粒，以一屎拭一齿根处，尽此二十一日，齿即生出；若小儿饮食不知饥饱，以鼠屎二七枚火烧为末服之即愈；

又方

人垢，取方寸匕，服之佳。

人垢，即人头发中之灰垢，意在催吐以去其毒。

治食马肉中毒欲死方

香豉二两　杏仁三两

上二味，蒸一食顷，熟，杵之服，日再服。

香豉解毒，杏仁利气，服之有效。

又方

煮芦根汁，饮之良。

芦根味甘，性寒，作用广泛。噎膈呃逆，心膈气滞，烦闷不下，芦根五两煎汁服之；温病渴热心烦，芦根搅汁服之；劳复食复欲死，呕吐不止，芦根三斤煮汁服之；食狗肉不化，心下坚，或腹胀口干，发热谵语，煮芦根服之；食鲦鲹鱼毒，蟹毒，马犬河豚诸鱼毒，及中药箭毒，皆可煎汁服之；哕逆不止者，服之；以上皆有奇效。

疫死牛，或目赤，或黄，食之大忌。

毒气甚，故目赤或黄。

牛肉共猪肉食之，必作寸白虫。

牛肉性涩滞，猪肉易动风，二者入胃难消，酿成湿热，故易生虫也；饮食遇此二者，不可同食。

青牛肠，不可和犬肉食之。

青牛即水牛，其肠大热，犬肉亦大热之性，同食则如油浇火，故不可同食。

牛肺从三月至五月，其中有虫如马尾，割去勿食，食则损人。

春夏之交，湿热蒸郁则生虫，胃中有虫，土以生金，则上入肺经，故不可食。

牛羊猪肉，皆不得以楮木桑木蒸炙，食之令人腹内生虫。

啖蛇牛肉杀人，何以知之？啖蛇者，毛发向后顺者是也。

此古人生活常识，须知之。

治啖蛇牛肉食之欲死方

饮人乳汁一升，立愈。

又方

以泔洗头，饮一升，愈。

牛肚细切，以水一斗，煮取一升，暖饮之，大汗出者愈。

《本草别录》载：人乳解独肝牛肉毒，和浓豉汁服之神效。

治食牛肉中毒方

甘草煮汁，饮之即解。

甘草解百药毒，如汤沃雪，解食牛肉中毒，何尝不可。

羊肉其有宿热者，不可食之。

羊肉不可共生鱼、酪食之，害人。

羊蹄甲中有珠子白者，名羊悬筋，食之令人癫。

白羊头黑，食其脑，作肠痈。

上皆古人历验不爽之说，当须知之。

羊肝共生椒食之，破人五脏。

羊肝与花椒皆属于火，二火互焚，必有灾异。

猪肉共羊肝食之，令人心闷。

猪肉之性，能闭血脉，与羊肝同食则气滞不行，故令人闷。

猪肉与生胡荽同食，烂人脐。

胡荽芳香辛散，损人精神，引发痼疾；猪肉腻滞，令人乏气少神，亦易引发痼疾，二者同食，烂人肚脐。

猪脂不可合梅子食之。

猪脂滑利，梅子酸涩，其性相反，故不可同食。

猪肉合葵食之少气。

葵性滑利，生痰动风，猪肉滑腻，令人乏气，故不可同食。

鹿肉不可与蒲白作羹，食之发恶疮。

欲食鹿肉者，九月至正月以前者可食，他月食之，则发冷痛。蒲白者何物？程云来谓或是蒲笋之类，苏敬谓香蒲可作荐者，春初生取白为菹；苏颂谓其中心入地白蒻，大如匕柄者，生啖之，知是蒲白乃蒲蒻，一名蒲笋。

麋脂及梅李子，若妊妇食之，令子青盲，男子伤精。

此古之胎教法，麋脂与梅李相忌，不可同食。《淮南子》曰："孕女见麋而子四目."麋色青黑，目下有二窍，为夜目，孕妇若食麋肉令子青盲，物类相感，不可不知。又麋脂可致男子阳痿，伤损精子，而麋角则反能兴阳溢髓，何一体之中，而物性各异耶？

獐肉不可合虾，及生菜梅李果食之，皆病人。

獐肉性温，腊月至七月食之者动气，虾性善动风热，生菜梅李动痰，合食之则令人生病。

痼疾人不可食熊肉，令终身不愈。

熊性猛悍而滞笨，食之则痼疾难除。

白犬自死，不出舌者，食之害人。

中毒而死者，舌自不出，物性如此。

食狗鼠余，令人发瘘疮。

余者，剩余也。狗、鼠所食之余，其涎留余食中，涎毒流于经络，则易生瘘疮。

治食犬肉不消成病方

治食犬肉不消，心下坚，或腹胀，口干大渴，心急发热，妄语如狂，或洞下方。

杏仁一升合皮熟研用

上一味，以沸汤三升，和取汁，分三服，利下肉片，大验。

杏仁辛苦甘温而利，泻肺降气，行痰解肌，除风散寒，利胸膈气逆，通大肠气秘，善制狗毒，故能治食犬肉而不消也，后世用杏仁治狂犬咬伤人者，意也在此。杏仁尚可治妇人卒然不得小便，及诸漏。

妇人妊娠不可食兔肉、山羊肉及鳖、鸡、鸭，令子无声音。

此亦胎教法也，怀孕之后，谨饮食，尚清淡，寡欲望，近善念，更勿杀生以养子。兔三唇，羊多火，鳖短颈，鸡鸭无语，杀而食之，必受其害，害者，复也。

兔肉不可合白鸡肉食之，令人面发黄。

《千金方》云：兔肉合獭肝食之，三日必成遁尸，共白鸡肝心食之，令人面失色，一年成痒黄。

兔肉着干姜食之，成霍乱。

兔肉酸寒，干姜辛热，寒热相格，故成霍乱。

凡鸟自死，口不闭，翅不合者，不可食之。

死而象异，必有大毒，故不可食。

诸禽肉肝青者，食之杀人。

肝青者，中毒而死也。

鸡有六翮白距者，不可食之。

形既怪异，肉必不善。

乌鸡白首者，不可食之。

色相不合，多份有毒。

鸡不可共葫蒜食之，滞气。

葫蒜者，大蒜也，鸡善动风。酸善动痰，风痰发动则壅塞气道。

山鸡不可合鸟兽肉食之。

山鸡所食，皆为虫蚁，鸟兽所食，亦皆不洁之物，毒聚其身，不惟不可合食，独食亦不可也。

雉肉久食之，令人瘦。

雉肉有小毒，发疮疖，生诸虫。

鸭卵不可合鳖肉食之。

鸭卵、鳖肉，皆性寒发冷气，故不可共食，寒冱则冰矣。

妇人妊娠，食雀肉，令子淫乱无耻。

又一胎教之法，雀性最淫故，孕妇最宜戒食之。

雀肉不可合李子食之。

雀肉壮阳益气，李子酸涩收敛，二者形相反，故不可合食。

燕肉勿食，入水为蛟龙所啖。

龙蛇喜食燕肉故也。

治食鸟兽中箭肉毒方

鸟兽有中箭毒死者，其肉有毒，解之方。
大豆煮汁，及盐汁，服之解。

盐汁当是蓝汁，能解毒。古之箭毒，多用药涂箭头以射鸟兽，大豆亦解毒之物，合蓝汁则解毒更胜。蓝汁尚可用于治身面卒肿，鼻口发疮，钩吻中毒欲死以及中狼毒者；大豆汁尚可用于脚肿如脱，难产，三日母子不相见及疫疠发肿。

鱼头正白，如连珠至背上，食之杀人。
鱼头中无腮者，不可食之，杀人。
鱼无肠胆者，不可食之，三年阴不起，女子绝生。
鱼头似有角者，不可食之。
鱼合目者，不可食之。

六甲日，勿食鳞甲之物。

以上六条皆怪异之鱼，怪异之物，体内所含成分亦必怪异，人若食之，恐亦滋生怪异之症，古人所言必有所依，姑妄听之。

鱼不可合鸡肉食之。

鱼易动火，鸡易动风，风火相激，不无大灾。程云来虽言"今人常合食之，亦不见为害"，然今之种种怪异大病，如诸癌症等，恐亦难辞其咎。

鱼不得合颅鹚肉食之。

颅鹚，鱼类之敌也，物相制，则相反，故食之不宜。

鲤鱼鲊不可合小豆藿食之，其子不可合猪肝食之，害人。

小豆藿，即小豆叶，鲤鱼鲊与小豆叶之味皆咸，咸能胜血，易致消渴病；猪肝与鱼肠子共食，易作痈疽或损人精神。古人经验，不可小盱。

鲤鱼不可合犬肉食之。

鲤鱼犬肉皆热，合食之有损阴津血液。

鲤鱼不可合猴雉肉食之，一云：不可合猪肝食。

古人经验，二物合食，易生痈疽。

鳀鱼合鹿肉生食，令人筋甲缩。

古人经验，二物合食，易伤筋脉。

青鱼鲊不可合生胡荽，及生葵，并麦中食之。

青鱼鲊于人无益，而胡荽，生葵皆能动风，引发癫疾，合食之，借鱼鲊之腥气，则动风发病更疾，故不可同食；鱼鲊、麦，其味皆咸，合食之易生消渴。

鮎鳝不可合白犬血食之。

鮎鳝无磷，善窜，能动风，白犬血为地厌，道家所忌，性热能动火，合食之则风火攒乱，为病不已。

龟肉不可合酒、果子食之。

龟者神兽，不可杀食，损人寿命。

鳖目陷凹者，又厌下有王字形者，不可食之。

厌，全书及外台引肘后作压字，金鉴及程本则作腹字。目陷及腹下有王字，皆神奇之象，不可食之。

其肉不得合鸡鸭子食之。

鳖肉令人患水气病，鸡肉之性动风，鸭肉令人气短，故皆不可食。

龟鳖肉不可合苋菜食之。

龟鳖与苋菜相反，合食之易生癥瘕。

虾无须及腹下通黑，煮之反白者，不可食之。

有毒之象，食之害人。

食脍饮奶酪，令人腹中生虫为瘕。

脍为牛、羊、鱼肉所为，其气腥，奶酪寒酸，同食作瘕。《后汉书·华佗传》载：广陵太守陈登，忽患胸中烦闷，面赤不食，佗脉之曰：府君胃中有虫，欲成内疽，腥物所为也，即做汤二升，服须臾吐出三升许虫，头赤而动，半身犹是生鱼脍，所苦便愈。佗曰：此病后三日当发，遇良医可救。登至期疾动，时佗不在，遂死。以上古人所验，信不误也。

鲙鱼之在心胸间不化，吐复不出，速下除之，久成癥病，治之方：

橘皮一两　大黄二两（肘后、千金用三钱）　　朴硝二两

上三味，以水一大升，煮至小升，顿服即消。

《肘后方》《千金方》皆用此方治食鱼鲙及生肉，积于胸中不化，又治食猪肉遇冷不化而成虫症。

治食鲙不化成癥病方

马鞭草

上一味，捣汁饮之，或以生姜汁饮之一升，亦消。又可服吐药吐之。

马鞭草味苦性寒，破血下癥瘕。陈藏器用马鞭草捣烂煎汁熬如饴，空心酒服一匕，治癥瘕，血瘕，久疟；《千金方》用马鞭草捣汁饮服一升，治食鱼鲙、生肉在胸膈不化成癥瘕；《千金方》用马鞭草去两头捣汁服，治马喉痹风，洪肿连颊及吐血，又治新久之疟疾，大人、小儿痈肿及金疮；《圣惠方》用马鞭草为末，荆芥、薄荷汤调下，以治白癜；《济阴纲目》用马鞭草捣烂外敷，治疗男子阴肿大如升，核痛难忍，用自燃汁服之治喉痹咽肿连颊；《经验良方》用马鞭草捣汁，兑生酒炖热服之治血淋；《董炳集验方》用马鞭草自然汁（勿犯铁器）服之，治人疥、马疥。

治食鱼后中毒面肿烦乱方

橘皮
煎浓汁服之，即愈。

《神农本经》曰：橘皮主胸中瘕热水谷，通神明，鱼毒、食毒俱可解。后人多用以治卒然失声、鱼骨鲠喉、痰膈气胀、诸气攻刺、饮食过多不化、吞酸及吹乳不痛不痒而肿硬如石诸证。

治食鲛鳢鱼中毒方

芦根

煮汁服之，即解。

芦根甘寒多效，治疗见前。

蟹目相向，足斑目赤者，不可饮之。

有剧毒，不可食。

治食蟹中毒方

紫苏

煮汁，饮之三升，紫苏子捣汁，饮之亦良。

紫苏芳香辛散，除解蟹毒外，凡霍乱胀满、伤寒气喘不休、劳复食后欲死、乳痈肿痛、蛇虺伤人、各色鱼毒，皆能治之。

【案例】《医学入门》

齐褚澄治一人服鸡子多而得奇疾，煮苏汁一升饮之，吐涎升许，其中有一鸡雏，翅距已全而能走，后吐三十余枚而廖。

又方

冬瓜汁饮二升半，食冬瓜亦可。

冬瓜汁甘甜清凉，《千金方》载能治小儿渴痢，《傅肱蟹谱》载，蟹与柿子同食则发霍乱，用大黄、紫苏、冬瓜汁服之即解。《简效方》曰：过食木耳，冬瓜汁可解。

凡蟹未遇霜多毒，其熟者，乃可食之。

巢源曰：蟹食水莨，水莨有大毒，故蟹亦有毒则闷乱欲死；如经霜以后，遇毒则不能害人，若未被霜蟹煮食之，则多有中毒，令人闷乱精神不安。《肘后》云：是水筤所为。《千金方》云：十二月勿食蟹。此皆遵古人之所验，今人忘其所以，以为美食而放浪食之，杀生害命者，必有所报。

蜘蛛落食中，有毒，勿食之。
凡蜂蝇虫蚁等，多集食上，食之致瘘。

古圣之训，宜遵而勿犯。

果实菜谷禁忌并治第二十五

果子生食生疮。

果子落地，经宿虫蚁食之者，人大忌食之。

生米停留多日，有损处，食之伤人。

桃子多食令人热，仍不得入水浴，令人病淋沥寒热病。

杏酪不熟，伤人。

梅多食，坏人齿。

李不可多食，令人胪胀。

林檎不可多食，令人百脉弱。

橘柚多食，令人口爽，不知五味。

口爽，作口味淡寡解。

梨不可多食，令人寒中，金创产妇亦不可多食。

樱桃杏多食，伤筋骨。

安石榴不可多食，损人肺。

胡桃不可多食，令人动痰饮。

生枣多食，令人热渴，气胀，寒热。瘦损者弥不可食，伤人。

治食诸果中毒方

猪骨烧灰

上一味末之，水服方寸匕，亦治马肝漏脯等毒。

猪骨属水，马肝属火，以水制火，物性相克故也。

木耳赤色，及仰生者，勿食。菌仰卷及赤色者不可食。

治食诸菌中毒闷乱欲死方

人粪汁饮一升　土浆饮一二升

人粪汁，可代以金汁；土浆饮，及地浆水。

菌类有毒者，其色鲜艳，中毒之后，亟须吐涮洗胃，方可得救，古之服人粪汁者，意在涌吐所食之毒物，今之洗胃法胜之多矣。

大豆浓煮汁饮之，服诸吐利药，并解。

食枫柱菌而哭不止，治之以前方。

误食野芋，烦毒欲死，治之以前方。其野芋根山东人名魁芋，人种三年不收，亦成野芋，并杀人。

蜀椒闭口者有毒，误食之戟人喉咙，气病欲绝。或吐下白沫，身体痹冷，急治之方。

肉桂煎汁饮之，多饮冷水一二升。或食蒜，或饮地浆，或浓煮豉汁饮之并解。

正月勿食生葱，令人面生游风。

二月勿食蓼，伤人肾。

三月勿食小蒜，伤人志性。

四月八月勿食葫荽，伤人神。

五月勿食韭，令人乏气力。

五月五日勿食生菜，发百病。

六月七勿食茱萸，伤神气。

八月九月，勿食姜，伤人神。

十月勿食椒，损人心，伤心脉。

十一月十二月勿食薤，令人多涕唾。

四季勿食生葵，令人饮食不化，发百病，非但食中，药中皆不可用，深宜慎之。

时病差未健，食生菜，手足必肿。

夜食生菜，不利人。

十月勿食被霜生菜，令人面无光，目涩，心痛，腰疼，或发心疟，疟发时，手足十指爪皆青，困委。

葱韭初生芽者，食之伤人心气。

饮白酒食生韭，令人病增。

生葱不可共蜜食之杀人，独颗蒜弥忌。

枣合生葱食之，令人病。

生葱和雄鸡雉白犬肉食之，令人七窍经年流血。

食蜜糖后，四日内食生葱蒜，令人心痛。

夜食诸姜蒜葱等，伤人心。

芜菁根多食之令人气胀。

薤不可共牛肉作羹，食之成瘕病。

莼多食，动痔疾。

野苣不可同蜜食之，作内痔。

白苣不可共酪食之，作䘌虫。

黄瓜食之发热病。

葵心不可食，伤人，叶犹冷，黄背赤茎者勿食之。

胡荽久食之，令人多忘。

病人不可食胡荽及黄花菜。

芋不可多食，动病。

妊妇食姜，令子余指。

蓼多食，发心痛。

蓼和生鱼食之，令人夺气，阴咳疼痛。

芥菜不可共兔肉食之，成恶邪病。

小蒜多食，伤人心力。

治食躁或躁方

豉煮浓汁饮之。

食躁或躁，即食后恶心，胃中嘈杂，欲吐不吐之证。

治误食钩吻杀人解之方

钩吻与芹菜相似，误食之杀人，解之方。肘后云：与茱萸食芹菜相似。
荠苨
上一味，水六升，煮取二升，分温二服。钩吻生地，旁无他草，其茎有毛，以此别之。

钩吻形似芹菜，又名水莽草，有大毒，荠苨即甜桔梗，能解钩吻毒。

治误食水莨菪中毒方

菜中有水莨菪，叶圆而光，有毒，误食之，令人狂乱，状如中风，或吐血。治之方。

甘草煮汁，服之即解。

甘草一名国老，不惟调和诸药，且能解百药之毒，又治山水雾露毒气，去风气瘴疠等毒。

春秋二时，龙带精入芹菜中，人偶食之为病，发时手青，腹满，痛不可忍，名蛟龙病，治之方。

治食芹菜中龙精毒方

硬糖二三升
上一味，日两度服之，吐出如蜥蜴三五枚，差。

硬糖，即饴糖也。

蛟龙病，其状腹满疼痛，十指发青，因误食蜥蝎蚯蛇交接时精液所污之菜蔬而致。《千金方》载：开皇六年三月八日，有人吃芹而得之，其人病发似癫痫，面色青黄，因寒食食饧过多，便吐出状似蛟龙，有头有尾。

治食苦瓠中毒方

黎穰煮汁，数服之解。

黎穰，即黍茎，能治人及六畜时气热病，豌豆疮，及妊娠尿血。治时气热病、豌豆疮，以之煎汁服即可；若治妊娠尿血，黎穰烧灰，酒调服之即止。

扁豆，寒热者，不可食之。

扁豆性滞而粘，碍气留邪，寒热服之，风寒之邪凝滞不去，故不可服。

久食小豆，令人枯燥。

小豆利水伤津，久食小豆，津液必耗。

食大豆屑，忌啖猪肉。

大豆壅气，猪肉腻膈，二者同食，滞而难消。《千金》云：一岁至十岁以内小儿不可同食，食之气壅必死。

大麦久食，令人作疥。

疥，徐本、陈本，皆作癣，皮肤病也。大麦入心，久食则心气盛而热，《内经》谓"诸痛痒疮，皆属于心"。

白黍米不可同饴蜜食，亦不可合葵食之。

白黍米令人生烦热，蜜味极甘，甘能令人满，二者同食，则生烦满。白黍米合葵同食，则成痼疾。

莜麦面多食之，令人发落。

莜麦即荞麦，不宜同猪肉羊肉共食，食之必蕴生热风，令人眉发脱落，古人生活常识，今人常多忽之。

盐多食，伤人肺。

盐味咸属水，食之过多，食味过咸，伤肾易致水肿，伤心易致血涩，伤肺，则致哮喘，乃为终身痼疾。故饮食以淡为善。

食冷物冰人齿。食热物，勿饮冷水。

冰冷之物，损伤阳气；灼热之食，耗人阴液，冷热适宜为佳。

饮酒食生苍耳，令人心痛。

此古之损人方药，有间有仇者常用之。

夏日大醉汗流，不得冷水洗搯身及使扇，即成病。

汗遇冷则凝滞空穴，遇风则逆流经络，故易成病，如身痛、黄汗及风、寒、湿痹诸证。

饮酒大忌灸腹背，令人肠结。

肠结，肠道结滞不通也。此针灸家所必知也。

醉后勿饱食，发寒热。

人所必知，醉则肝胆之气肆行无制，极易侮土，土受侮则不运化，食必难消，故醉后不可饱食也。

饮酒食猪肉，卧秫稻穰中则发黄。

饮酒食肉则腠理开，秫稻穰生湿热，湿热邪气自腠理入侵，故易发黄。

食饴多饮酒大忌。

《伤寒论》第十七条曰："若酒客病，不可与服桂枝汤，以酒客不喜甘故也。"

凡水及酒，照见人影动者，不可饮之。

此理不明，不释。

醋合酪食之，令人血瘕。

醋味酸，性收敛，酪淡甜而性黏滞，若合食之，则凝结胃中而成癥瘕。

食白米粥勿食生苍耳，成走疰。

走疰，病名，巢氏曰：疰者住也，言其病连滞停住不去。又疰易傍人也，人体虚受邪气，邪气随血而行，或淫奕皮肤，去来击痛，游走无有场所，故名走疰。

苍耳，亦野菜也，古人常食之。白米滑利利水，苍耳善搜风气，食白米后小便多而经络空虚，搜风之物反易招风引风，反致走疰疼痛。

食甜粥已，食盐即吐。

咸则涌泻，甘易腻膈，食甜粥已，即食盐，故易致吐。

犀角筋搅饮食，沫出及浇地坟起者，食之杀人。

此古人避毒之实验法也。一以犀筋搅饮食，搅后出沫者，有毒，不可食之，以犀食百草之毒，及群木之辣，故知饮食中有毒与无。二则以饮食倾倒于地上，地上土气凸起如坟者，是剧毒之显现也，不可食之。

治误食中毒烦满方

苦参三两　苦酒一斤半

上二味，煮三沸，三上三下，服之吐食出，即差，或以水煮亦得。

毒入胃中，必亟吐之，今人用洗胃法，古人则用涌吐法。苦参味极苦，苦酒者醋也，味极酸，酸苦涌泻则吐而毒出之。苦参合醋煮服，所医甚多，《梅师方》用治中鱼毒及肉菜等毒；《肘后方》用治上下诸瘘，或在项，或在下部，又以治白癜及中恶卒心痛；《千金方》用治温病欲死及中诸毒者；《圣惠方》用治伤寒四五日已吐而仍当吐者；《外台秘要》用治天行病四五日，结胸满痛壮热者；《子母秘录》用治少腹痛青黑，或不能喘者；《寿世保元》用治杨梅疬风等疮；《验方新编》用治手指手掌皮厚如铁者。

又方

犀角汤亦佳。

治贪食食多不消心腹坚满方

盐一升　水三升

上二味，煮令盐消，分三服，当吐出食，便差。

犀角解乎心热，更易解食毒。《金鉴》曰：毒在胃中，犀角解胃中毒。《千金方》曰：诸食中毒，饮黄龙汤及犀角汁，无不治也；人以雉肉做饼肴因食皆吐下，服犀角末方寸匕，得静甚良。《外台秘要》曰：服药过剂，及中毒烦闷欲死，芍犀角末水服方寸匕。《集简方》曰：山岚瘴气，犀角磨水服之。《广利方》曰：小儿惊痫不知人嚼舌仰目者，犀角磨水服之立效。《钱氏小儿方》曰：痘疮稠密，不拘大人小儿，生犀角于涩器中新汲水磨汁服之皆效。

贪食食多不消，心腹坚满痛，治之方。

盐一升　水三升

上二味，煮令盐消，分三服，当吐出食便瘥。

盐水能越心腹坚满，人食后胃满不舒者，饮盐水，移时便舒。《肘后方》载：中风腹痛，盐半斤熬水干，着口中饮热汤二升，得吐愈。治胸中多痰，头痛不欲食，及饮酒则瘀阻痰方，先作一升汤，投水一升，名为生熟汤，及食盐三合，以此汤送之，须臾欲吐，便摘出，未尽，更吸二合，饮汤二升，后亦可更服汤，不复也。串雅名阴阳汤，凡治上焦欲吐而不能吐者，饮之吐而愈。《千金方》载：治齿龂宣露，每旦嚼盐热水啥漱百遍五日后齿即牢。又治卒中尸遁，其状腹胀急冲心，或块起，或牵腰脊者，服盐汤取吐。治风身体如虫行方，盐一斗，水一石，煎减半，澄清洗浴三四遍，并疗一切风。《千金翼》载：治霍乱转筋，两臂及脚胸胁诸转筋，并主之方，盐一升五合，煮作汤渍洗转筋上，按灸良。《梅师方》载：心腹胀坚，伤热病疟疾须吐者，并以盐汤吐之。《简便方》载：酒肉过多，胀满不快，用盐汤搽牙温水漱下二三次，即如汤沃雪也。《张氏医通》载：戴人治一妇人喜笑不休已半年矣，以盐块二两烧令通赤，放冷研细，河水煎服，探吐出热痰五升，次服降火之剂，不数日而笑定。

矾石生入腹，破人心肝，亦禁水。

矾石辛热性燥有大毒，却水，与砒石相近，伤骨蚀肉，不可生服。

商陆以水服杀人。

商陆苦寒，沉阴下行，能行水去肿而有大毒，水肿因于脾虚者，绝不可服，服之虽临时有效，未几再作，永难救治。本条云水服杀人，不解何意，恐古人之验乎？

葶苈子傅头疮，药成入脑杀人。

葶苈子大寒，下行逐水，开肺泻喘，仲景有葶苈大枣泻肺汤。以其性下行，外用傅头疮时易下攻入脑，不可轻用。

水银入人耳，及六畜等，皆死。以金银着耳边，水银则吐。

吐，当作出。

水银大毒，沉经坠络，破肠穿肚，烂筋断骨，不惟不可口服，即使入耳入肉，亦能死人。若不慎入耳者，以金银着耳门引之即出。

苦楝无子者杀人。

程云来引寇宗奭语云：苦楝有雌雄两种，雄者无子，根赤有毒，服之使人吐不能止，时有至死者。雌者有子，根白微毒，可入药。故此云杀人者，苦楝之雄者，不可入药。

凡诸毒，多是假毒以投元，知时宜煮甘草，荠苨汁饮之，通除诸毒药。

文中投元二字，当是损元。凡毒，首损人之元气，元气损则生机灭，则命殒。

甘草之功，本草俱载，居家宜常备甘草，以备不时之需。